青春文庫

週3日だけ！の
ヤセる「食べグセ」ダイエット

1ヵ月で10キロ〜15キロ減も夢じゃない！

山村慎一郎

青春出版社

はじめに――

本当に成功するダイエットは、美容・健康・心にも恵みをもたらします

悩

・「ダイエットをしても、ヤセたいところがなかなかヤセない」

・「なぜ私だけ太ってしまうの？　どうしてあの人はスリムなの？」

そう思った人は

次のページへ
GO!

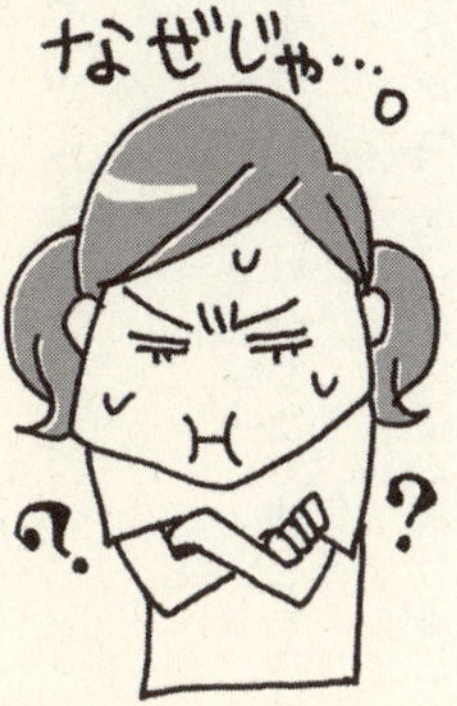

本書では、今までの一般的なダイエット法をくつがえします

本当に成功するダイエットの秘訣は、**自分の体質にぴったり合った方法を見つけること。**

そして、身も心も軽くなっていく自分を**楽しみながら、飽きずに長く続けること。**

まずは、**自分がどういう体質なのかを知ること**が先決です。

そうでないと努力の方向を間違ってしまい、いくらがんばってダイエットしても、ヤセることができないのです。

本書のダイエット法

◎週3日からでOK！

◎なのに、10〜15キロヤセられる！

◎体だけでなく、心まで前向きになれる！

今までの一般的なダイエット法

×「つらい努力やガマンでストレスがたまってしまった」

×「ムリな食事制限で体調を崩した」　×「リバウンドでかえって太ってしまった」

新しいダイエット法が話題になるたびに「今度こそ！」とチャレンジしてみても、期待していたほどの良い結果が出せなくてガッカリ…。

あなたの体質は、あなたが日頃どんなものをよく食べているかという「**食べグセ**」にあらわれています。では、「**食べグセ**」はどうすればわかるのでしょうか。

よい方法があります。

それは、「**望診法**」です。

これは、なんと**顔を見ただけで食べグセがわかる**という素晴らしい方法です。

顔に出る吹き出物、シミ、シワ、肌荒れといったさまざまな美容トラブルから、食べグセが引き起こす内臓の不調、このままいったら将来はどんな病気になってしまうのか、あるいは、どんな太り方をしていくか…これらはすべて「**望診法**」で**わかってしまうのです！**

詳しくは、この本の第1章でお教えしますので、皆さん、鏡を準備してお待ちくださいね。どうしても待ちきれない！　という方は、先に49ページへお進みいただいてもかまいません。

本書では、このようにダイエットの方法を説明していきます。

1章　望診法で自分の食べグセと体質を知る

↓

2章　食べ物が持っている力を理解してヤセる

↓

3章　それぞれの食べグセと体質に合ったダイエットプランをお教えします

↓

4章　なんと、美容にも効果があるのです！

5章　実は、体だけでなく、「心」にも影響が！　どんなことが起こるかをお教えします。

ほどよく引き締まったスリムな体型をキープできるか、それとも次第にブヨブヨになってボディラインがくずれていくか…その分かれ目は、その人自身が持って生まれた体質に合う食事をしているかどうか、が決め手です。

太ってしまった体を再び引き締めるためには、ただやみくもにカロリーを抑えるのではなく、食べグセを体質に合ったものに切り替えることで高い効果が得られます。

また、食べ物は心にも大きな影響を与えます。

「どんな仕事が向いているのか、答えがやっと見つかった」

「恋愛や結婚に望むものがはっきりしてきた」

食べグセを変えるうちに、自分の本音が見えてくるでしょう。

食べ物が体をつくり、心をつくっていきます。
自分に合った食べ方をして心と体にプラスのエネルギーを満タンにしておけば、いつも美しく健康的に輝いていることができ、幸運な出来事を引き寄せることだってできてしまいます。

さぁ、鏡の用意はいいですか。
それでは、「食べグセ」ダイエットを始めましょう!

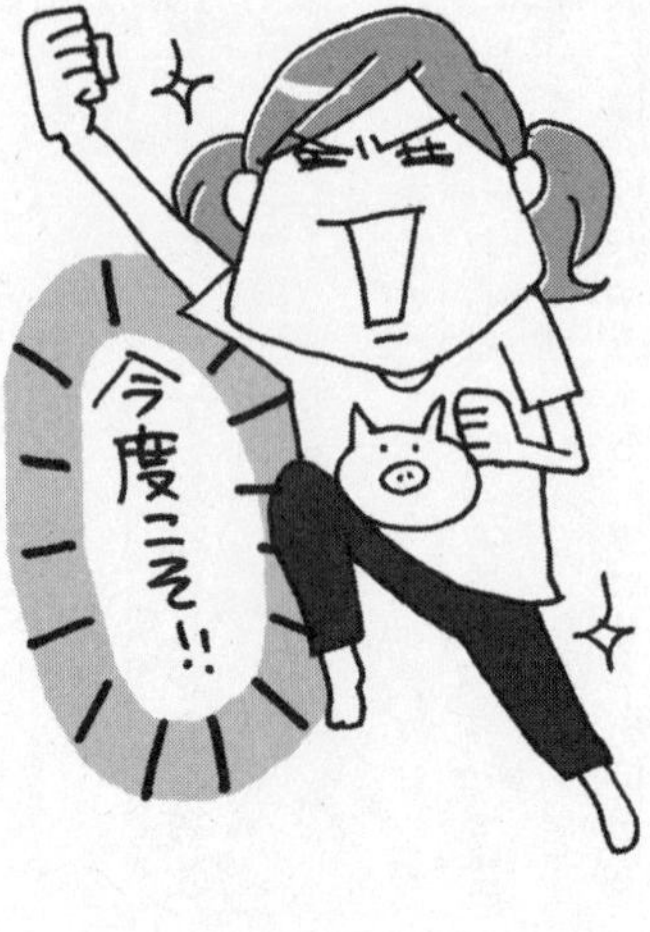

●目次

1章　「望診法」で自分の食べグセ&体質を知ろう！　49

4章 「食べグセ」を直したら、きれいもおまけについてきた！ 167

ブックデザイン　坂川事務所
カバーイラスト　村上ジュンコ
本文イラスト　カツヤマケイコ
編集協力　安藤智子
本文ＤＴＰ　ハッシィ

序章

ヤセられない理由は、顔を見ればわかる！

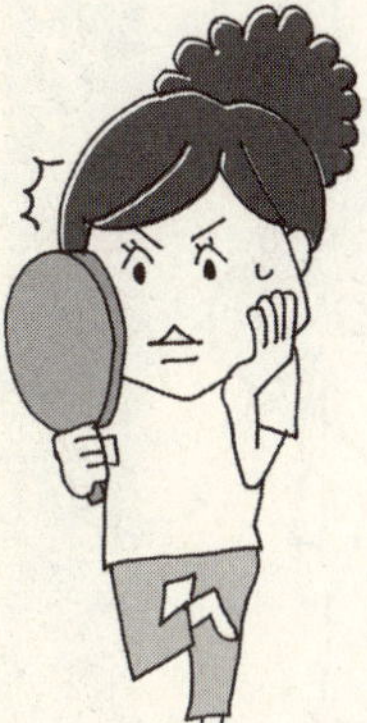

ひと目でわかる、あなたの「食べグセ」

※「望診法」って知ってますか？

さて、「望診法」とは何でしょうか。

「顔」を見ただけであなたの食べているものがわかってしまう、というのは冒頭でもお伝えした通り。正確には、「顔」と「体」を見て、食べすぎているものや体の不調を見抜く技術といったところでしょうか。

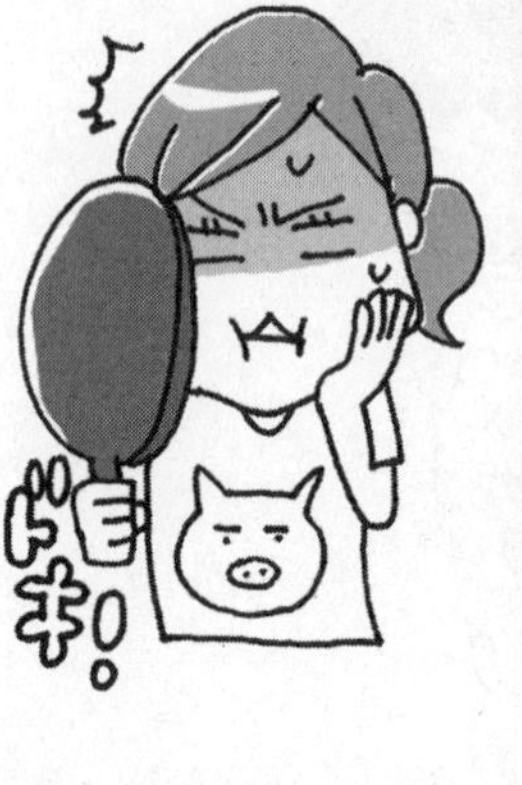

例えば、ソバカスやホクロなど、茶色いシミがたくさんある方。

「もともと色白だから、色素が薄くて」

「若いころに日焼けしすぎたから」

いえいえ。実は、これらの原因は**砂糖の摂りすぎ**なのです。夏にこれらが出やすいのは、糖分が「陰性」だから。糖分は上昇する性質を持っている「陰性」タイプなので、その反対の「陽性」である日差しに引きつけられるのです。

また、「色が白くてぽっちゃりしている」これは、アイスクリームの食べすぎ、つまり**乳製品と砂糖の摂りすぎ**です。乳製品には、肌をたるませる力があり、顔や胸、腕、お腹など、体の内側がゆるんでたるみやすくなっています。このタイプの人は婦人科系の病気に注意したほうがいいでしょう。

いかがですか？　ドキッとした方もいらっしゃることでしょう。

このように、顔や体を見ただけで、体の調子や心の中までわかってしまうのが望診法です。この技術を活かして病気の方に食事指導を行うのが私の仕事なのです。

ただし、望診法をお教えする上で、ひとつだけお願いしたいことがあります。頼まれてもいないのに、人の顔を見て「あなたは卵巣が悪いから卵を控えたほうがいいよ」「もしかして便秘に悩んでない？」などと言うのはやめてください。わかるほうは面白いですが、言われるほうは良い気がしませんからね。

あくまでも、ご自分や家族などの健康管理のために使うようにしてください。

間違いだらけのダイエット常識

カロリーを減らしてもヤセません！

食べたい物をひたすらガマンしてカロリーを抑え、苦手な運動を必死にやってダイエット…そんな涙ぐましい努力をしてきませんでしたか？

肉ばかりでごはんを食べないタンパク質ダイエットは不健康、果物ダイエットは体が冷え冷えになってリバウンドするし……

食事の量を減らし、できるだけ体を動かす。そうすればカロリー収支が赤字になって、確実に体重が減る、というのが、今までの一般的なダイエットの方法でした。「食べすぎ＋運動不足」が体重増加の原因になっていることは確かです。

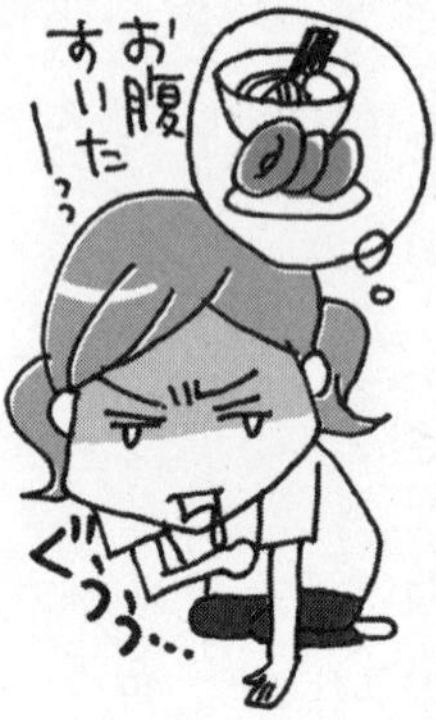

摂取カロリー（食べ物から取り入れる熱量）が、消費カロリー（基礎代謝や運動などで使われる熱量）を上回れば、年齢に関係なく誰もが太っていきます。

でも、太る原因は、実はそれだけではないのです。

例えば、脂太りタイプの人が肉料理など脂っこいものを頻繁に食べていると、それが少しの量であっても、お腹・背中・肩のあたりに脂肪がつきやすく、ブラジャーからお肉がはみ出して段になっているのが洋服の上からでもわかってしまいます。

脂太りタイプの人はそうでない人と比べて、体が脂に反応しやすいのです。

つまり、**同じものを食べていても太る人とそうでない人がいるということです。**

そういう体質的なことを無視して、ただやみくもにカロリー制限をしたり運動をしたり、と苦しい努力を重ねても、体にたまった余分な脂肪は消えてくれません。

ステーキだって食べていいんです

余分な脂肪を分解するには、辛味《からみ》のある野菜や酸味の強い果物を食べることが必要です。

辛味野菜といえば、みなさんもよくご存知なのが**トウガラシ**。トウガラシはカプサイシンを多く含み、脂を分解してその害を消していく働きがあります。

肉好きの人はたいてい、トウガラシがたっぷり入った辛い料理やスナック菓子が大好きでしょう。若い人や子どもたちの間でも、辛いもの好きが増えているようです。

その理由は、肉を食べすぎた体が過剰なエネルギーを持て余し、辛いものを食べることで余分な脂肪を消してバランスをとろうとしているから。体のほうで「なんとかしてくれ」といっているのですね。

でも、辛い料理やスナック菓子を食べたくらいでは、体内のたまった脂を分解しきれません。肉を食べるのならもっと大量に、辛味野菜や酸っぱい果物を食べる必要があります。

要は、肉なら肉の持っているエネルギーを相殺《そうさい》するようなものを同時に食べればいいのです。これは食べ物がもつ陰陽が関係してきます。

だからといって、あまり肉食をしない人が辛いものを食べすぎると、体に必要な脂肪分まで溶かしてしまい、激ヤセします。

また、体は脂切れでエネルギーが枯渇《こかつ》したような状態となり、胃が悪くなったり貧血を起こしたりということもありますので注意してください。

リンゴダイエットもOKな理由

私の知り合いに、とても太った女性がいて、どんなダイエットをしてもヤセられず困っているというので、詳しく話を聞いて食事指導をしたことがあります。

その女性はお寿司が大好物で、特に脂の乗ったトロに目がなかったのです。霜降り肉も好きで、ステーキや焼き肉をしょっちゅう食べていたというんですね。これでは太るのも当然です。

彼女自身も、このままではいけないと反省し、ついには絶食ダイエットまで何度も試みたけれど、どうしてもヤセない、どうしたらいいのかわからないと言います。

彼女の場合は典型的な脂太りで、肉でも魚でも糖分でも、食べたものは何でも体の中に脂肪として蓄《たくわ》えてしまうタイプでした。

こうして蓄えられた脂肪は、必要に応じて糖分に変わり、エネルギーとして使うことができます。体は、万が一のときのために備えて、脂肪をためているわけです。

そこで私は、できるだけ酸っぱいリンゴを毎日食べるよう、彼女にすすめました。酸味の強い果物には利尿・排便作用があり、これがいちばん効果的だと判断したからです。

それに、体にたまっている大量の脂肪を酸味の力で溶かして分解しなければ、いくらカロリー制限や絶食をしてもヤセるはずがないからです。

彼女は私に言われたとおりに、朝も昼も晩もリンゴだけを食べ、お腹が空いたらリンゴ、おやつも夜食もリンゴという生活を1週間続けました。

そうしたら、あれほど頑固にこびりついていた脂肪が見事に減りだし、お腹まわりも下半身も、そして顔までもがスッキリ細くなっていきました。**体重もあっさり10キロも減ってしまったのです。**

でも、リンゴだけでは栄養バランスが極端に偏ってしまうので、絶対に1週間でやめなさいよと言ってあったのに、何をやってもヤセなかった人がヤセて嬉しくてならないものだから、もう1週間、さらにもう1週間とリンゴダイエットを続けてしまったんです。

こういう過激なダイエットを勝手にやるのは危険です。やりすぎてしまうと、後で必ず健康障害が起きますし、ダイエットの面でもリバウンドがあります。

ヤセたいところがヤセられないのはなぜ？

ダイエットをすると胸ばかりなくなってしまって、本当にヤセたい下半身は太いまま…なんていう方も多いのではないでしょうか。こういう人は水太りタイプの可能性が高いのです。

水太りタイプの人は、糖分を摂ると体がゆるみやすく、細胞によけいな水分がたまって、お腹・太もも・二の腕などがタプタプになってしまいがちです。

けれど、甘いものを控え、知らず知らずに摂りすぎていた水分量を減らすことで、細胞の水ハケは格段によくなり、体が軽く感じられるようになっていきます。

糖分と水分をちょっと控えるだけで、すぐに上半身からヤセていきます。それは、水太りという見かけ上の体型が、本来の姿に戻るのは比較的カンタンだからなのです。

全身がバランスよく引き締まった状態にするには、ワカメ、ひじき、昆布など海草類を積極的に食べて、体に不足しがちなミネラルを十分に補っていく必要があります。

そうでないと、体内の水分循環がうまくいかず、バストが貧弱になるなど、上半身ばかりがヤセていき、ヤセたいと思っている肝心の下半身がヤセていきません。トータルバランスの崩れた体つきになってしまいます。

実は、標準よりもヤセ型のほうが健康的

肥満度を判定する方法の一つに、BMI（ボディ・マス・インデックス）指数で評価するという方法があります。

BMI指数は「体重（kg）÷〈身長（m）×2〉」で求められます。

例えば、身長160cm（＝1.6m）、体重50kgの人の場合は「50kg÷（1.6m×1.6m）＝19・5」となります。

日本肥満学会によると、ＢＭＩが18・5未満の場合は「ヤセ」、22なら「標準」、25〜30は「肥満」、30以上になると「高度肥満」となります。

ちなみに、ＢＭＩ指数の標準値は22・0です。22・0というのは統計的に見ていちばん病気にかかりにくい体型で、この標準体重から離れるほど病気にかかる率は高くなるそうです。

でも実際は、ＢＭＩが22の人も、体型的には「ヤセ」のように見えることが多く、健康面でもまったく問題がないという場合がほとんどです。

本当は、ヤセ型がいちばん健康的なのです。ヤセていても、気力・体力・元気があればいい。快食・快眠・快便なら、言うことなし、と私は思っています。

全体的にバランスがとれているなら、多少太めでも、それはそれでいいというふうにも思っています。

ただ、**部分的に太っている場合は、体のどこかに不調があると用心したほうがよいでしょう。**

下腹だけがぷっくり出ているとか、喉のあたりがたるんでいるとか、部分的に脂肪がついて太っている場合もあって、それはその人が持っている体質的な陰陽バランスが崩れているせいです。

「ヤセたい！　ヤセなくちゃ！」

「でも、お腹や太もも、二の腕など、肝心のところがなかなか細くならない」

「バストやデコルテなど、減らなくてもいいところから先に減っていく……」

こうなってしまう最大の原因、そして体の不調をもたらす原因は、体の陰陽バランスの崩れにあります。

※カロリー計算より大事な「陰陽バランス」

「ヤセ」でも「標準」でも「太め」でも、その人なりにバランスの整った理想的な体型を目指すなら、ＢＭＩや体重の数値を気にするよりも、陰陽バランスを整えることが大事です。

つまり、**大切なのはカロリー計算ではなく、陰陽バランスを整えて中庸を保つ食事を心がけるということです。**

いま私は、栄養バランスではなく「陰陽バランス」と述べました。これはとても

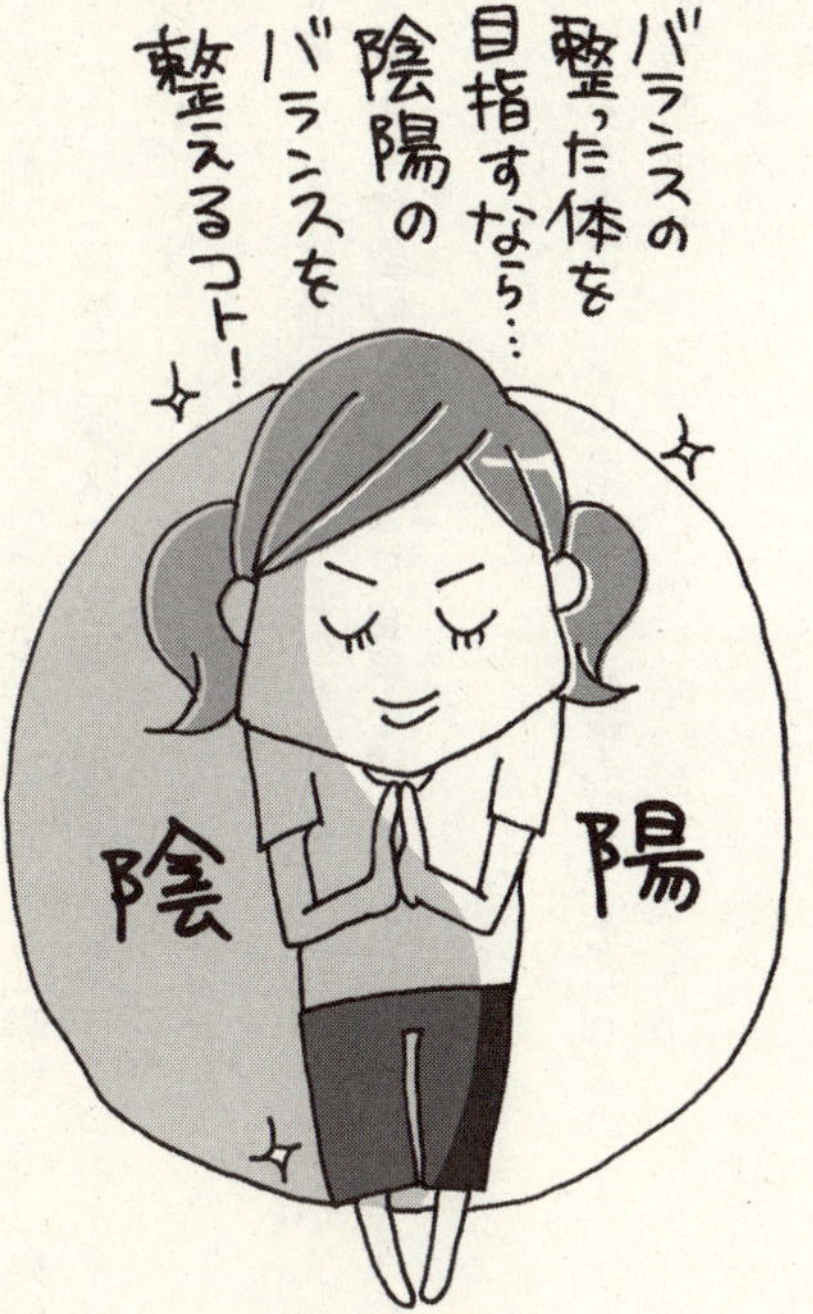
バランスの
整った体を
目指すなら…
陰陽の
バランスを
整えるコト！
陰
陽

重要なことですので、ぜひ覚えておいてください。

陰陽バランスというのは、古代の中国で編み出された「陰陽道」という自然哲学思想で、この思想に基づいて人間を観察すると、大まかに**「陽性」**と**「陰性」**の2つ、更に細かく分けて**「陽陽」「陽陰」「陰陽」「陰陰」**という4つのタイプの体質に分類できるとされています。

脂太りでガッチリした体格の人、何も食べなくてもなかなかヤセない人は陽性
ぷよぷよした水太り体型の人、3、4日食事を摂らないとすぐにヤセる人は陰性

というのが一つの目安です。

どのタイプの人がどのような食事をすると健康的にヤセられるのか、詳しくは3章の「食べグセ改善トレーニング」で説明していきましょう。

体質が食べグセをつくり、食べグセが体質を固定する

陽性の人は陽性の食べ物を、陰性の人は陰性の食べ物を好みやすい

太り方の悩みナンバーワンと言えば、やはり「下半身太り」ではないでしょうか。**日本人の女性に最も多い体質は陰性体質**なので、そのため、下半身が下ぶくれした**「洋梨型」**の体型になりやすいのです。

湿度が高くて汗が蒸発しにくく、それでいて汁物など水分を多く含む食事が一般的という環境にあって、さらに水分を体内にとどめる働きを持つ砂糖や甘味料をたくさん摂っていると、ゆるみ、たるみ、むくみで、特に下半身が水風船のようになっていくわけです。

それでもなお、陰性の人は陰性の食べ物を好む傾向が強くて、自分でも気づかないうちに砂糖や水分を摂りすぎていることが多いのです。

水はカロリーゼロだからいくら飲んでも太らないと思っていても、**水だけで太っていくのが、このタイプの特徴です。**

陰に傾きがちな食べグセを、陽の方向に持っていくことが大切なので、ちょっとだけ意識して砂糖や水分の摂取量を減らし、ミネラル分を補給してあげると、みるみる全身が引き締まっていきます。

陽性の人は、肉・バター・チーズ・卵など、脂肪や塩分を多く含んだ陽性の食品を好みます。しかし、その一方で甘いものもお酒もなかなかやめられません。その理由は――陽性の食べ物である肉をたくさん食べると、体は陽性をためこみ、体内で火がカッカと燃えているような状態になります。すると、体を冷やすために陰性の食べ物である砂糖や水分がほしくなります。このため、肉好きの人は自分でも気づかないうちに、砂糖や水をたくさん摂っていることが多いのです。

そして砂糖や水分を摂りすぎて陰性が過ぎてしまうと、細胞に水分がたまる一方、カルシウム不足になっていきますから、なんとなく不安になったり、すごく疲れてしまったりするわけです。

また、甘いもの好きの人が時として、無性に肉を食べたくなるということはよくあります。

「あなたが太っているのはお肉が原因ですよ、体調不良の原因は砂糖ですよ」というと、みんな肉や砂糖を即座にやめたがります。

でも、陽の人は砂糖、酒をなかなかやめられないし、陰の人は肉、卵、チーズをやめられない。これは、喉が渇いても水を飲むなというのと同じことなので、どうしたって無理があるのです。

大好物を無理やり我慢すると、もうひとつの好物が猛烈にほしくなるので、肥満や不調の原因となる食べ物を二つ同時に控えるようにしていきましょう。

陽の人は肉よりもまず砂糖を控えてみる。陰の人は砂糖よりもまず味つけを薄くし、肉や卵、チーズを控えてみる。すると、以前ほど好物だった砂糖がほしくなくなっていきます。

食べグセを変えると、体調も変わる

陰の体質の人も、陽のものをいっぱい食べていると、次第に陽の体調になっていきます。

陰性体質の人は感受性が豊かでロマンチック、デリケートで傷つきやすい傾向がありますが、**煮物や魚、貝類、時にはチーズなどといった陽の食品**を食べると思考や感覚が陽性の方向へ動き、明るく元気に活発に行動できるようになっていきます。

ただ、いきすぎると、高速道路を運転中に、前を走っている車をどんどん追い抜いていくような、かなり攻撃的な行動派になるわけですね。

でも厳密には、陰の体質が陽の体質に変わるわけではありません。

それは、日本人の私たちがフランスに住んでその土地の料理を食べ続けていると、フランス的な感性や考え方になじんではいくけれど、フランス人そのものにはならないのと同じです。

男性は陽のタイプが多く、女性は陰のタイプが多いのですが、男性がいくらがんばって女性のように行動しても、男はどこまでいっても男であって、女っぽい男になることはあっても、女そのものにはなれませんよね。

小さい頃から成長期に形作られた体質というのは、その後もずーっと根底に持ち続けることになるというのが自然のようです。

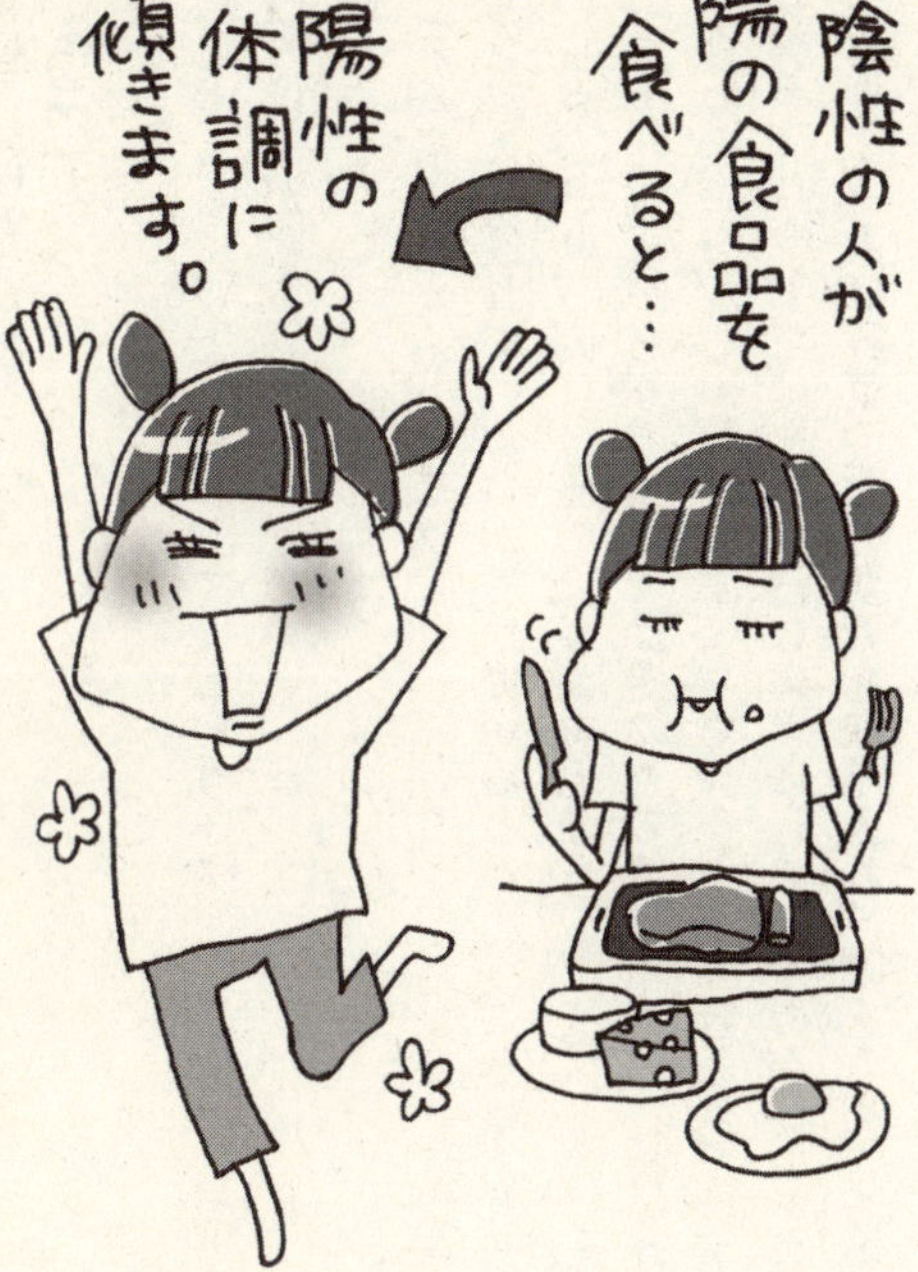
陰性の人が
陽の食品を
食べると…
陽性の
体調に
傾きます。

陰性体質、陽性体質ってどういうこと？

陰性の人はじっとしていても疲れやすいというイメージ。

陰よりも陽のほうが明るく元気そうでいい。

陰よりも陽になりたい。

――と感じる人もいるかもしれません。

でも、どちらがより優れているとか劣っているとかいうことはありません。

陰には陰の良さがあり、陽には陽の良さがあります。

それぞれの長所と短所があり、すべてはその人の個性であり、持ち味です。自分が持っている良いものを殺してしまわずに、ちょっと不都合な点だけ返上して、自分にはない長所やメリットだけを呼び込むようにしていくのがいいと思います。

陽をためこみやすい人は野菜の陰の要素を取り入れ、陰をためこみやすい人は陽の要素を取り入れていけばいいわけです。

陰と陽の境目はなだらかなグラデーションになっていて、ここからこっちが陰で、こっちが陽とはっきり区分けできるものでもありません。

人はみな陰と陽の間を揺れ動いていて、どちらかというと陰が強い、あるいは陽が強いということなのです。

「陽陽」は明らかに陽の性質が強い人。
「陽陰」はどちらかというと陽が強いが、陰の性質も持っている人。
「陰陽」は陰の性質が強いが、陽の要素も含んでいる人。
「陰陰」は明らかに陰の性質が強い人。

というように解釈してもらうとよいのではないかと思います。

ベストバランス「中庸」の秘密

陽性、陰性いずれのタイプであっても、陰とも陽ともつかない中庸の状態にあるときは、心身共に最もバランスがとれたベストの状態だとされています。

でも現実には、完璧な中庸の状態を実現することはまず不可能に近いでしょう。

先ほども述べたように、私たちは通常、陰と陽の間を揺れ動いていて、もともと陰性の体質に生まれついているか、それとも陽性かということによっても、陰陽どちらか一方に偏りやすいようにできています。

「陰陽どちらにせよ、極端に傾いてしまわないよう心がける」
「女性は陰性体質のことが多いので、少し陽に傾いているくらいでちょうどいい」
「それが中庸を保つことにつながる」

そんなふうに、ゆるく構えておくのがいいのではないでしょうか。

お酢を飲んでヤセる人、ヤセにくくなる人

自分が陰陽どちらの体質なのかを見誤ると、健康のためにいいと思ってしたことも、かえって体の害になってしまう場合があるので要注意です。

たとえば、お酢を飲む健康法。これは「陽陽」体質の人にはとてもよいでしょう。でも、「陰陰」体質の人にとっては、かなり危険な要素を含んでいます。

酢は体を冷やす作用も持っているので、もともと体が熱い「陽陽」体質の人であ

ればともかく、「陰陰」体質の人が毎日のように酢を飲んだり食べたりすると、冷え性の体がさらに冷えてしまい、体調を崩す原因となります。

※果物を食べていい人、いけない人

果物はビタミンが豊富で、美容にも健康にもいいからたくさん食べようという健康法も、場合によっては危険を伴うことがあります。

果物と一口に言っても多種多様ですが、そのほとんどは熱帯原産。暑い気候風土に適応した結果として、**果物自体が陰性の性質を持ち、体を冷やす働きを備えています。**

南の暑い国々や地方に暮らしている人が果物をふんだんに食べて、適度に体を冷やすことは理に適っています。でも、日本に暮らす私たちが、あまり汗もかかない涼しい季節に陰性の果物を食べすぎると、体はどんどん冷えていきます。

また、果物は酵素やカリウムをたくさん持っていますから、体内の塩分をどんどん外に押し出し、それにつれて血圧が下がっていきます。

冷え性、低血圧、貧血を気にしている女性にとって、果物の食べすぎは決してよいことではないのです。

※「たくさん水を飲むと体にいい」はホント!?

「水飲み健康法」というようなものがあって、体のためにできるだけたくさん水を飲むようにしている、1日2リットルから、多いときは8リットルも飲んでいるという人もいるようです。

でも、それは間違った健康法かもしれません。

なぜたくさん水を飲むかというと、ドロドロに粘った血液が流れやすくなると思っているのではないでしょうか。

では、なぜ血液がドロドロになるかというと、動物性食品の脂を摂りすぎているからですね。そういう根本的なところを変えずに、水の摂取量だけ増やしても、本当の健康を手に入れることができません。

食べグセを直すだけで、こんなにラクにヤセられる

※私は食べグセを直して一気にヤセた！

「顔を見れば食べグセがわかる」

「食べグセを直せばラクにヤセられる！」

そう言っている私自身はどんな食べグセを持っていて、どんな方法でダイエットをしてきたのか、そのことについてもお話ししておきましょう。


今から30年以上も前のことになります。当時25、26歳だった私は体重90キロ近くある巨漢で、週に3～5キロの肉をペロリとたいらげるほどの肉好きでした。

そのうえ1日2リットル以上も清涼飲料水を飲み、デニッシュなどの甘い菓子パンも好きなだけ食べていて、まさに暴飲暴食を絵に描いたような乱れた食生活。

まわりの人たちに、「豪快な食べっぷりだね」「さすが、いい体格してるね」とほめられることもありましたが、いくらマッチョな見かけでも、実はとても疲れやすく、そのせいかいつもイライラしていたことを、今でもはっきりと覚えています。

そんなある日、妻が突然、穀物菜食を始めました。肉、魚、卵、乳製品は一切ナシ、間食の甘い菓子パンや清涼飲料水ももちろん禁止です。

玄米はボソボソとしておいしくないし、おかずは野菜の煮物や漬け物くらいで、食後の甘いデザートやコーヒーもない…そんなストイックな食生活につきあわされることになって、私はブーブー文句ばかり言っていました。

それでも、愛する妻がどうしてもと言うので、いやいやながらも玄米を食べ続けるうちに、いつしか玄米の奥深い滋味をありがたく感じるようになり、肉や魚もそれほど食べたいと思わなくなっていったから不思議です。

1ヵ月半で減少した体重はなんと25キロ

妻のおかげで食の好みが変わっていった私ですが、ほかにもびっくりするほど大きな変化がありました。

玄米を食べるようになって1ヵ月半後、なんと25キロも体重が減っていたのです。これには本当に驚きました。

1ヵ月半という短期間で激ヤセしたにもかかわらず、私は元気いっぱいで、肉体労働のアルバイトをしていても、50キロ以上の荷物を軽々と担《かつ》ぎあげ、以前のようにバテるということがなくなっていました。かつてあれほどひどかった疲労感、イライラ、ついでに便秘や痔も、すべて解消していました。

「玄米ってスゴイ！　体はここまで変わるんだ！」

食の大切さに開眼した私は、その後一念発起してアメリカに渡り、「クシ・インスティチュート」という学校で、マクロビオティックという玄米食の方法を改めて学び、陰陽五行と望診法も習得するという展開に。

帰国後は自分の研究所を開設し、心身に不調をかかえる人々の相談に応じることを仕事としました。アメリカで学んだことを活かして、望診法に基づく食事指導をしていくようになったわけです。

また、全国の食養講座に招かれて、心と体を健康にする「穀物菜食」の実践的な指導を行うことも増えていきました。

「食べ物は性格も運命も変える！」

人に指導するだけでなく、もちろん私自身も玄米中心の穀物菜食を続け、おかげで60歳に近くなった今も、自分にとってのベスト体重をキープしています。ヤセたり太ったりするのは、実は不健康なことで、いくつになっても20代のときの体重が維持できているのは、健康であることを裏づける絶対条件のようなものです。

私の場合は、若い頃からあったシミ・シワも、いつの間にか消えました。かつてはめちゃくちゃな食事をしていましたから、砂糖の摂りすぎでソバカスと横ジワがいっぱい、塩の摂りすぎで縦ジワもいっぱいという状態でしたが、玄米中心の穀物菜食を続けていると、砂糖も塩も適量に抑えることができるんですね。

学校を卒業して久しぶりに同級生に会うと、「お前、老けてるなあ。50歳くらいに見えるぞ」なんて言われていたのに、実際に50を過ぎるあたりから、シミ、ソバカス、シワまでずいぶん消えて、顔の色つやはいいし、バイタリティはあるし、同世代の友人よりもはるかに元気で若々しくなってしまって、「すごい体力だ、若返ったね！」と驚かれています。

「これもひとえに穀物菜食の成果だ」と思っています。

※無理は禁物！本当に食べたいときは食べていい

私が学んだ陰陽五行と望診法でいうと、私は「陽陰」タイプだといえるでしょう。この体質の男性はたいていお酒が好きで、しかも強いという傾向があります。でも私の場合は酒に強くてもさほど飲みたくはなく、むしろ甘いものに目がないというタイプです。時として無性に甘いものがほしくなり、「おいしいドラ焼きが食べたい！」という思いで頭がいっぱいになってしまうこともあります。

そんなときは無理に我慢しないで、「今、私は本当にドラ焼きが食べたいのだから食べていいのだ」と自分を許すことにしています。

日頃の食生活がきちんと管理できていれば、たまに甘いものを食べても、それでたちまちダイエット効果が台無しになってしまうというようなことはありません。

肉も砂糖も、完全にやめなくてはいけないということではないのです。1週間毎日食べていたものをちょっと頑張って回数を減らしてみるだけでもよいのです。

まずは減らすことから。そして、体をよく動かして汗をかく、利尿効果のある大根などの辛味野菜や苦みのある食べ物を活用して、おしっこを出し、体の水ハケをよくしていく。

こうすることで「食べグセ」は変わっていきます。ということは、太りやすかった体が、ヤセやすい体に変わっていくということなのです。さまざまな美容トラブルを未然に防ぐこともできます。できてしまったシミ・ソバカスだって、徐々に消えていきます。

何でも食べすぎはよくありませんが、ほどよく食べる程度なら、これを食べてはいけないというものはないのです。ストレスをためずに楽しくダイエットを続けていくためにも、「いいかげんにやる」という、ゆるやかさが必要だと思っています。

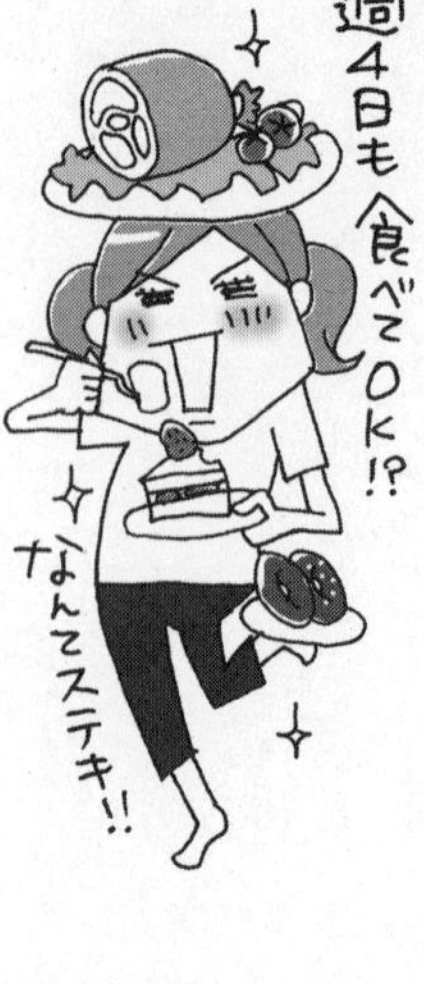

1章

「望診法」で自分の食べグセ&体質を知ろう！

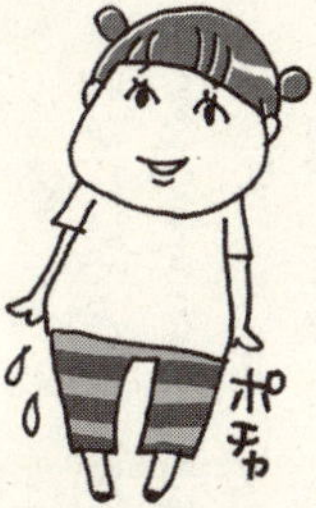

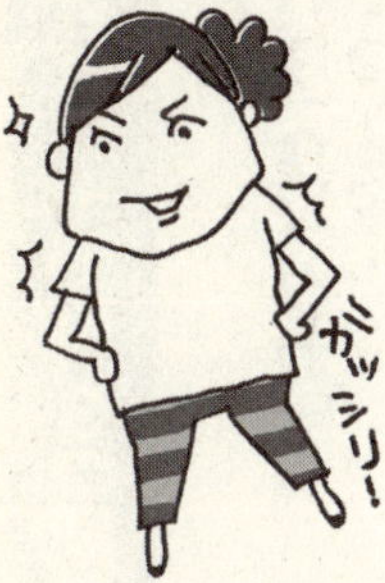

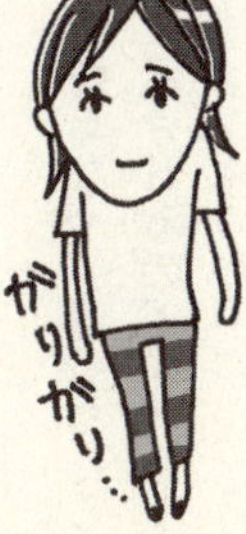

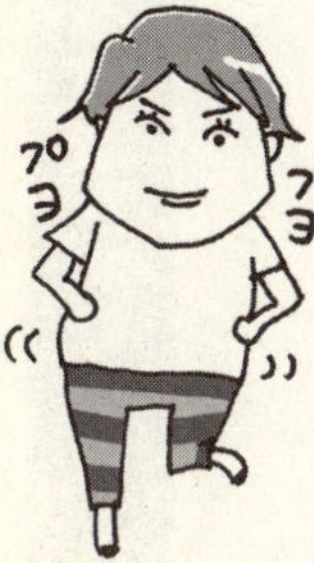

ヤセる＋きれい＋健康、3つ同時に叶える方法があります

❋顔を見れば「食べグセ」と「体調」がわかる！

あなたの体のすべての細胞は、あなたが毎日食べているものによってつくられています。

ですから、偏った食事や、刺激の強いものを食べたり飲んだりという無茶を続けていると、細胞の集まりである内臓から出血したり、その影響で顔に吹き出物やシミ、ホクロなどができたりすることがあります。

「なんとなく体の調子がおかしい」と感じるとき、体の中の弱くなっているところや、これからますます悪くなりそうなところは、体の表面に示されるのです。

具体的にいうと、目、鼻、舌、唇、耳、髪、爪などを見れば、体の好不調が一目でわかり、内臓のどこに問題が起きやすい体質なのか、また、何を食べすぎて、何

が足りないのかを、ある程度判断することができるということです。

「望診法」は、中国の陰陽五行がベースになっています

「望診法」の理論は、中国に古くから伝わる「陰陽五行」（陰陽思想と五行思想の二つが結びついたもの）が基になっています。

陰陽思想の教えによると、自然界のあらゆるものは陰と陽に分けられます。

陰と陽はそれぞれ別のものではなくて、互いに正反対の性質を持って対立し、だからこそ自分にないものを補い合う関係にあるととらえると理解しやすいでしょう。

陰陽というのは、表と裏、男と女、光と闇の関係のようなものです。

この陰陽の理論をさらに進めて、五行の考え方を加えたものが陰陽五行です。

五行では1年を5つに分けて、春（木）・夏（火）・晩夏（土）・秋（金）・冬（水）とし、それぞれの季節があらわす自然に人間の臓器や感情、色、味、動きなどをあてています。

陽性の持つ性質と陰性の持つ性質

陽		陰	
動物	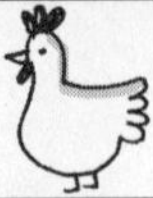	植物	
穀物	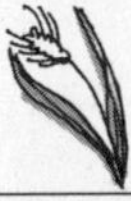	野菜	
夏		冬	
男性	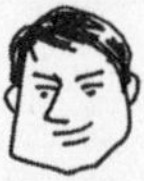	女性	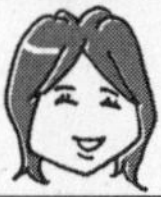
副交感神経	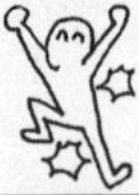	交感神経	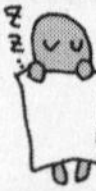
暑い		寒い	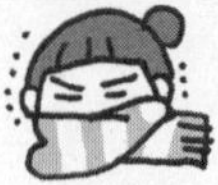
塩辛い		甘い	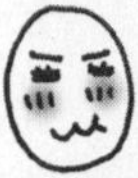
苦い		酸っぱい、辛い	

太極図

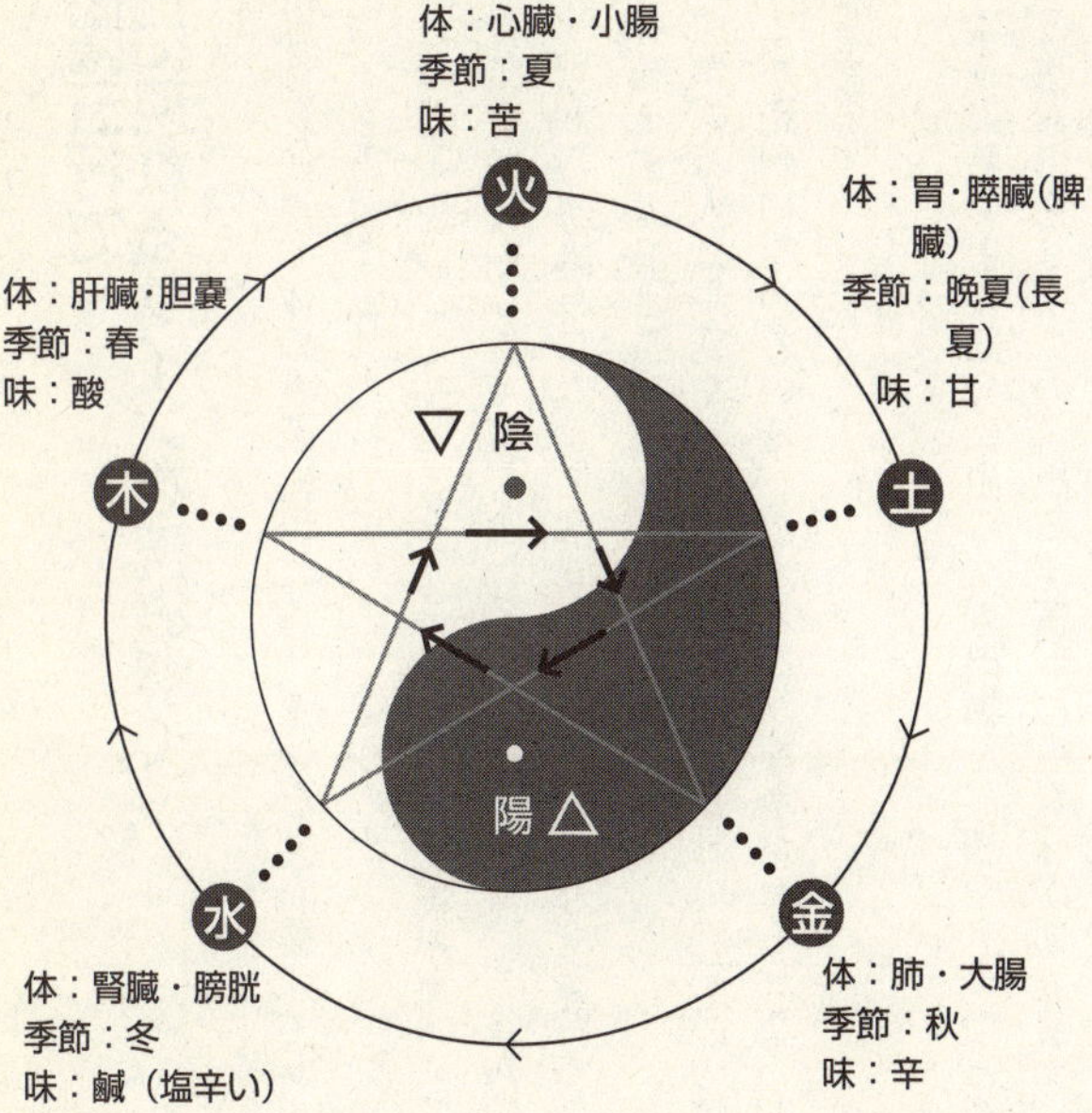

陰陽五行を使うと、吹き出物やホクロ、シミなど体に現れたものと内蔵の関係、何の味を補えば良いのかがひと目でわかります。

陰陽五行で体に現れるサインを読み解く

陰陽五行を使って体の表面に現れるサインを読み解いていくと、小さな吹き出物やシミなども重要な意味を持っていることがわかります。

たとえば、茶色いシミがたくさんできた、鼻の横が赤くなっている……それは、自分では気づいていなくても、実は砂糖の摂りすぎで、体が陰性に傾いているという証拠。だから水太りになってしまっている。また、腎臓や肝臓にトラブルが起きる前兆かもしれない！

肌が白すぎる人は牛乳やアイスクリームなど甘い乳製品の摂りすぎで、陰性のエネルギーが過剰になっている、だからなかなかヤセられない。肺や大腸が弱っている恐れもある！

額のように顔の上の部分に出る吹き出物と、頬やアゴなど顔の中央から下の部分にできる吹き出物……この「出る位置」にも意味があります。

ホイップクリームをたっぷり使ったケーキなど、ふわふわして軽いお菓子を食べると、顔の上の部分に吹き出物が出やすくなります。

同じ乳製品でもチーズやバター類を食べすぎると、顔の中央から下の部分に吹き出物が出やすくなります。

なぜそうなるのかというと、食べ物にも陰陽があり、**陰の食べ物は上のほうへ、陽の食べ物は下のほうへ、食べすぎのサインを出してくる**からです。

このように、体に出るさまざまなサインによってどんな食品を控えてどんな味を補えば良いかというダイエットプランを立てる際に役立てることができます。

陰性？　それとも陽性？　あなたの体質を「望診法」でチェック！

次に、あなたが陰陽どちらの体質なのか、おおまかに判断していただくために、陰陽のチェックポイント10項目をリストにしました。

このチェックリストではあなたの外見の特徴から体質を判断します。

●10の陰陽チェックポイント

〈陰性〉

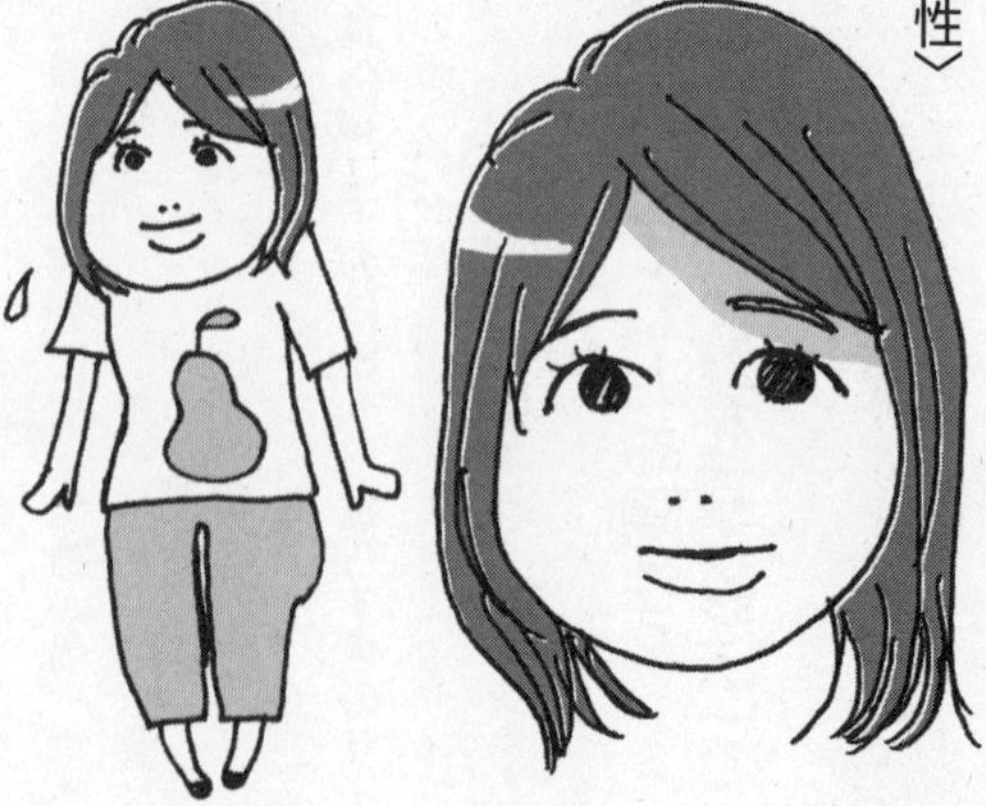

□①眉→下がっている
□②目→大きい、たれ目、黒い（日本人の場合）
□③唇→厚い、赤色が濃い
□④髪→細い、しっとりしている、長い
□⑤爪→やわらかい、欠けやすい
□⑥肌→ハリがない
□⑦手→冷たい、湿っている
□⑧足→小さい、冷たい、湿っている
□⑨行動→遅い、グズグズしている、疲れやすい
□⑩体型→さわるとやわらかくてぷよぷよしている、水太り、洋梨型（下半身が太っている）

〈陽性〉

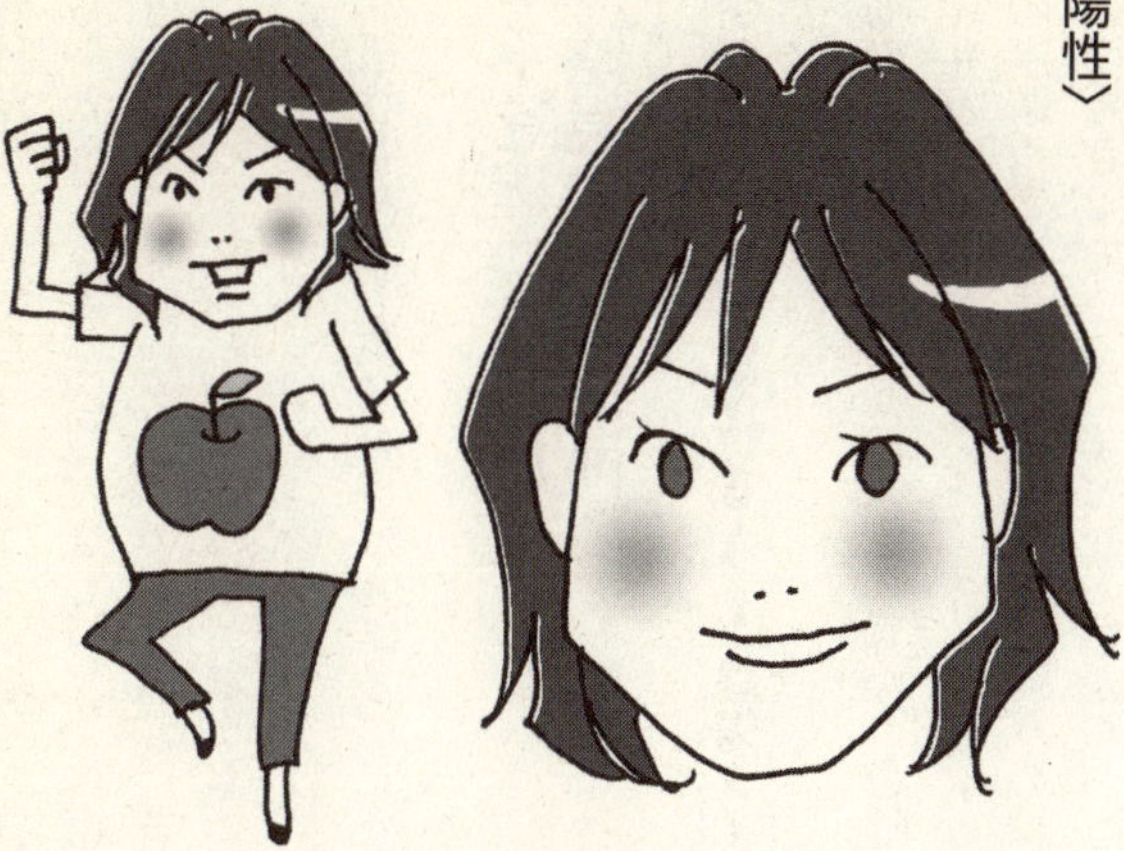

□①眉　→上がっている
□②目　→小さい、つり目、茶色っぽい（日本人の場合）
□③唇　→薄い、赤色が薄い
□④髪　→太い、乾燥しやすい、切れ毛が多い
□⑤爪　→硬い
□⑥肌　→ハリがある
□⑦手　→温かい、乾いている
□⑧足　→大きい、温かい、乾いている
□⑨行動→速い、せっかち、疲れにくい
□⑩体型→固太り、筋肉質、リンゴ型（お腹まわりを中心に太っている）

外見以外の特徴では、しばらく塩気を摂らない生活をしたときに、塩気がなくてつらいと感じる人は陰性、2、3日くらい平気な人は陽性です。

また、寒さに強いタイプの人は陽性、苦手なタイプの人は陰性です。

これだけでも「お腹や二の腕がぷよぷよしてるから、私は陰性だ！」などとわかると思います。もうひとつのチェックは、手を握って診断します。こちらでは、陰性・陽性の中でも更に分けて4タイプになります。

※手を握ってわかる！陰陽の体質診断

①手が温かくて乾いている人→陽陽タイプ

・体の特徴
筋肉質、固太り、リンゴ型の体型。お腹まわりを中心に太っている。

上半身、二の腕、バスト、太ももなどが張り、ムチッとした太り方になりやすい。

陽陽タイプでリンゴ型の体型というのは、欧米人によく見られるタイプです。日本人の場合でいうと、子どもの頃からおもちをよく食べていたとか、沿岸部の育ち

手を握ってわかる陰陽チェック

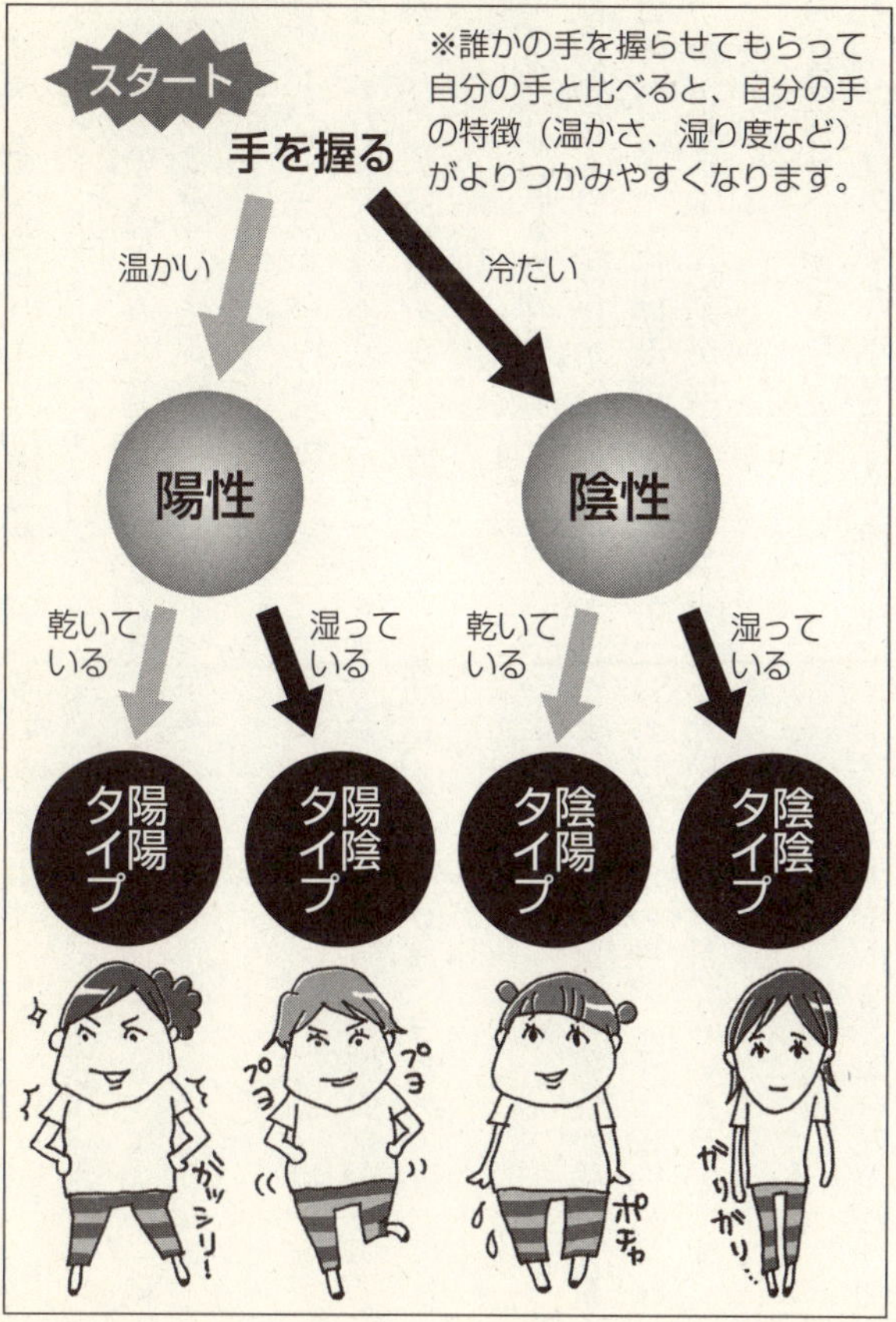

でよくお魚を食べたという人に陽陽タイプが多いようです。

そういうタイプの人が都市部に引越してくると、食事の内容も次第に変化して、お肉や甘いものをたくさん食べるようになり、陽性と陰性が交じり合っている「陽陰」または「陰陽」の体質に変わっていく傾向があります。

・ズバリ！　ヤセやすいのはココ

手首、足首など先端部分からヤセていきますが、二の腕から下の腕の部分、ふくらはぎなど、長い時間をかけて蓄積された脂肪は、なかなかヤセません。

・ヤセるのに時間がかかる

陰性体質の人のように水分を出せばすぐにヤセるわけではなく、陽性が強い体質の人は体にたまった脂肪を溶かして分解しなければならないので、ヤセるのに多少時間がかかります。効果が出てくるまで、だいたい1～2ヵ月ぐらいが目安です。

・肥満の原因は肉（脂）だった！

焼肉、ベーコンのような塩漬け・燻製《くんせい》肉、ビーフジャーキーなど肉を乾燥した加工食品の食べすぎです。

陽性が強いので、陰性の食べ物（砂糖、お酒、辛いものなど）がほしくなり、つい食べすぎている人も多いですね。

お酒を飲みすぎると体が陰性に傾くので、陽性の食べ物を欲するようになり、手近なところで卵焼きや卵サンドイッチなどに、つい手が出てしまうということもあるようです。

食べグセ別トレーニングはこちら！

↓肉（脂）を食べすぎている人のトレーニング　P126へ！

↓砂糖を摂りすぎている人のトレーニング　P113へ！

↓お酒を飲みすぎている人のトレーニング　P152へ！

↓卵を食べすぎてしまう人のトレーニング　P133へ！

②手が温かくて湿っている人　↓　陽陰タイプ

・体の特徴

基本は陽陽体質と同じですごく元気なのですが、意外と疲れやすいこのタイプ。

外見は陽性でも、中には陰性を持っているからですね。

中肉中背で一見がっしりタイプだけど、実はさわるとぷよぷよやわらかい。色白でふっくらしている…あなたの周りにもいませんか。

陽と陰とが交合した体質なので、肉食をすると太りやすいのですが、固太りとかムチムチッとした太り方ではなくて、むくんだような太り方をすることが多い。

下腹が出やすくて、アゴが垂れやすいのもこのタイプです。

最近は陽陰体質の日本人が最も多くなってきているようです。

・水ハケを良くするとヤセやすい！

アゴ、腕、足首、お腹からヤセていきます。また、早い人だと1週間くらいで、ヤセてくるのもこのタイプの特徴。体内に滞《とどこお》った水分をうまく排出していくと、1ヵ月もかからずに効果が出てくることが多いです。

・肥満の原因は肉の脂と砂糖だった！

肉を使った炒め物、揚げ物、果物、砂糖、お酒を摂りすぎていることが多いです。

肉や卵など陽性の強い食品だけでなく、同時に砂糖、果物、お酒など陰性の強い食品から糖分を摂りすぎているのが陽陽タイプとの違いです。

食べグセ別トレーニングはこちら！

↓肉（脂）を食べすぎている人のトレーニング P126へ！
↓果物を食べすぎている人のトレーニング P122へ！
↓砂糖を摂りすぎている人のトレーニング P113へ！
↓お酒を飲みすぎている人のトレーニング P152へ！

③手が冷たくて乾いている人 ↓ 陰陽タイプ

・体の特徴

色白でふっくらしているが、ぷよぷよして全身的にハリと弾力性がないですね。別名「アイスクリーム星人」と私は呼んでいます。私も子どもの頃、結核を煩《わずら》っていて牛乳を山ほど飲んでいたときは、白ブタと言われていました。

体温が低い、優しそうな顔をしている、ストレスに弱い、水太りなので、ヤセやすいなどが主な特徴です。

・太りやすいところからヤセやすい！

基本的に「陰性＝水太り」なので、水分のハケがうまくいけば陽性タイプよりもヤセやすいのは陰性タイプのうれしいところ。特に肩、首のまわり、お腹、太もも、胸、顔などがヤセやすい箇所。太りやすいところから先にヤセていきやすいことは、陰陽体質の人の特徴です。

まずは陰性のヤセ方（＝水分を抜く）をしてから、陽性のヤセ方（＝脂肪を消す）を取り入れると健康的にヤセやすいですね。

・肥満の原因は乳製品だった！

このタイプは穀類と野菜が不足しがちです。

体が冷えているので温かいものを食べたくなることが多く、牛乳やチーズなど陽性のものを食べすぎてしまうのです。ところが乳製品を摂ると砂糖も欲しくなり、牛乳に砂糖を入れて飲むなど、二つを同時に摂りやすいのが太る原因ですね。

砂糖を摂ると体内に水分をためることになるので、色白でふっくらした体型になっていく。これが、このタイプの食べグセです。

食べグセ別トレーニングはこちら！

↓乳製品を食べすぎている人のトレーニング　P143へ！
↓砂糖を摂りすぎている人のトレーニング　P113へ！

④手が冷たくて湿っている人→陰陰タイプ

・体の特徴

体が冷えているために、動こうと思ってもなかなか動けない。陰性が強いタイプの人というのは、体を動かすのはどうも不得意なようです。何かやろうと思っても、まず一杯お茶を飲んでからとか、あれをしてから、これをしてから、と言っているうちに日が暮れてしまい、明日でいいや、みたいな感じでしょうか。疲れやすく、がんばろうと思ってもスタミナがなくて息切れしてしまうのがこのタイプです。

・太るのが難しい！

ガリガリにヤセていて、たくさん食べても太れなくて悩んでいる人が多いのが特徴です。あえて太りやすいところというと「下半身」でしょう。

顔、胸など上半身はガリガリにヤセやすく、ちょっとダイエットをすると全般的にガサッとヤセて貧弱な体つきになりやすく、体力もなくなってしまいますので、あまりヤセようとしないほうがいいかもしれません。

このタイプで太っている人はごく稀で、ほとんどがガリガリにヤセています。太るのが難しいのもこのタイプです。太りにくいはずなのに、体の一部だけ太ってしまうのは、本来食べるべき主食のごはんをきちんと食べていないからです。だから内臓の働きにパワーがなく、いい血液がつくられなくて貧血になるのですね。

このタイプは、まずはきちんとごはんを食べることが必要です。野菜も不足しがちで、代わりに果物や砂糖などの糖分、お菓子や揚げ物から脂を摂りすぎています。

食べグセ別トレーニング
はこちら！

↓ダイエットは必要なし！

まずはしっかりごはんを食べて体を整えましょう。

陰陰タイプだけど太っているというごく稀なタイプの方は、

↓果物を食べすぎている人のトレーニング　P122へ！
↓砂糖を摂りすぎている人のトレーニング　P113へ！
↓ファーストフードを摂りすぎている人のトレーニング　P161へ！

ウエスト、下腹、脚…ヤセたいところを望診チェック！

気になるアノ部分も食べグセが原因だった

同じ陰性あるいは陽性の体質であっても、人によって食べグセや体調、体つきが異なる場合があります。

ここでは、体つきが示す「食べグセ」を見ていきましょう。併せて、バランスのとれた体型になっていくために、ぜひ摂ってほしい食品を挙げておきます。

おなか

・「海草＆小豆」で下腹がどんどんヤセる！

おなかが出てくるのは、水分と糖分の摂りすぎで細胞の組織がゆるんでいることが原因。これは、のり・ワカメ・昆布・ひじきなどの海草や小豆、ウリ科の野菜で解決できます。ただし、腎臓が弱って下腹が出てくるということもありますので、気をつけて下さい。

ウエスト

・ウエストは「海草」を食べるとみるみるくびれる！

ウエストのくびれがないということは、単に太りすぎというだけでなく、肝臓、胆嚢《たんのう》、膵臓《すいぞう》、腎臓が弱っている可能性もあります。ウエストにくびれを作るには、海草が効果あり！ 水分と乳製品や揚げ物など油脂の摂りすぎが原因です。これはのり、ワカメ、昆布、ひじきなどの海草や大根、小豆を食べるとキュッと引き締まります。

脚

・ほっそり脚は、なんと「梅干し」で手に入る！

ふくらはぎが太いのは、腎臓や脾臓、膵臓が弱っているからです。原因は、果物や甘いもの、お茶など水分の摂取量が多いこと。太ももが太い人は、魚介類などの脂肪やおもちの食べすぎが原因です。

梅干し、キウイ、あんず、くるみ、ワカメ、昆布、寒天、らっきょう（甘くないもの）を積極的に摂るようにしましょう。また、O脚も甘いものやタンパク質の摂りすぎをやめるとスラッとまっすぐな脚になります。O脚は脚が問題というよりもむしろ、骨盤に問題があります。果物や甘いものを摂りすぎると骨盤が開き、O脚になってしまうのです。

胸

・豆、おもち、海草…「タンパク質」で胸だって大きくなる！

小さい胸は、白米・パン・ビスケット・クッキーなどの炭水化物や、塩分が多い食事が原因。豆類・おもちなど、良質のタンパク質が不足していることも一因。豆類、もち、海草類（のり・ワカメ・昆布・ひじきなど）で体を整えることが大切です。蒸す・ゆでる・焼くといった料理法で野菜を食べるのもオススメです。

・大きすぎる胸は「タンパク質」の摂りすぎが原因です

体に高エネルギーがたまっています。

肝臓の働きが低下したり、卵巣、子宮、乳房などが婦人科系の病気になることもあるので要注意。原因は、肉、魚、卵など高タンパク食の摂りすぎ。大豆・レンズ豆・ひよこ豆などの豆類や、パンやおもちなどの炭水化物も食べすぎるとよくありません。不足しがちなのは、セロリ、大根、玉ねぎ、長ねぎ、梅肉エキス、しいたけ・しめじ・まいたけなどのキノコ類です。

・垂れた胸は「苦味野菜」で解決！

乳房だけでなく鼻や耳、甲状腺、肺、子宮、卵巣などに、食べすぎた脂がたまっている状態です。

主にアイスクリームや牛乳などの乳製品、チョコレートなどの甘いもの、砂糖、小麦製品を摂りすぎてきた可能性があります。不足しがちなのは、セロリ、玉ねぎ、長ねぎ、大根、梅干し、キノコ類。また、干ししいたけ・のり・ワカメ・ひじき・切り干し大根、みそ焼きおにぎり、ウナギの肝などもよいでしょう。

・外向きバストも「苦味」の食べ物で解消できた！

鼻、耳、肺、子宮、卵巣などに、食べすぎてきた脂がたまりやすい状態です。

乳製品、砂糖、小麦製品、チョコレートやケーキなどの甘いもの、油脂と水分の摂りすぎが原因。不足しがちなのは、セロリ、玉ねぎ、長ねぎ、しょうが、根菜類(大根・にんじん・ゴボウなど)、梅干し、キノコ類のほか焼きおにぎりなどの苦味も良いですよ。

お尻

・「陽性」の食べ物でキュッとしまった小尻に!

ヒップが大きい人は、腎臓、子宮、卵巣などに食べすぎてきた脂がたまりやすい状態。炭水化物、乳製品などの油脂、甘いものの摂りすぎが原因です。小尻を目指すには、小豆、のり、ワカメ、ひじき、昆布を積極的に摂るといいでしょう。

ヒップが垂れている人は、腎臓、肝臓、脾臓(膵臓)の働きが十分でなくて、水分の排出がうまくいっていない場合が多いようです。特に気をつけたいのが乳製品の摂りすぎ。果物など陰性の食べ物、ジュース・お茶・お酒など水分、甘いものの糖分の摂りすぎにも注意です。不足しがちなのは、小豆、玉ねぎ、長ねぎ、キノコ類、梅干し、キウイ、あんず、くるみ、ワカメ、昆布、寒天、らっきょう。らっきょうは、食べるなら、甘くないものがおすすめです。

背中

・キノコと、みかんですっきり美背中を実現！

背中のお肉の原因は、牛乳・チーズなどの乳製品、卵、肉、赤身の魚、油を多用した料理の摂りすぎ。しいたけ・しめじ・まいたけなどのキノコ類、大根、玉ねぎ、長ねぎ、じゃがいも、みかんなどの酸っぱい柑橘《かんきつ》類が不足しがちです。

2章 ヘルシーでスリムなボディになる

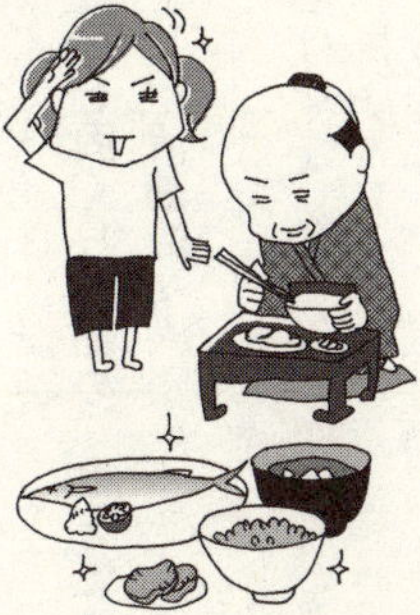

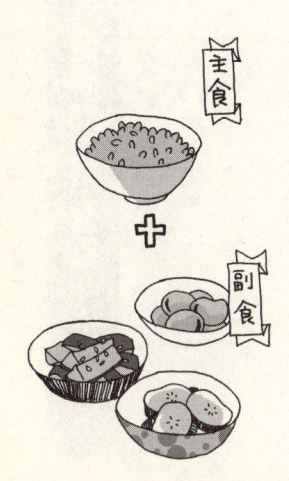

食の陰陽バランスを整えて、健康的にヤセる

※大切なのは「陰」と「陽」の調和をとること

前章でもお話ししたように、食べ物や飲み物にも陰と陽とがあります。

陰性のものは体をゆるめて拡げ、また、体の熱を冷やす働きがあります。また、陰性の食べ物や飲み物の影響を受けて、心と体に落ち着きが生まれ、行動するスピードがゆるやかになっていくこともあります。

いっぽう、**陽性のものは体を固くして縮め、体を温める働きがあります。**陽性の食べ物や飲み物の影響により、活動的な人がいっそう活動的になっていくこともあります。

どちらがよいというのではなく、今の自分が陰陽どちらなのかを知り、その調和をとっていくことが大事です。

最近よく食べているもので「陰」と「陽」の傾きをチェック

自分は陰性の水太りだと思っている人が、実は陽性の脂太りだったり、その逆ということもあり得ます。

今は目立った美容トラブルや体の不調はないという人の場合も、食べ物の陰陽バランスの崩れは後々、体にはっきりと示されるようになる可能性があります。

自分の体が今、陰陽どちらに傾いているのかを知るために、日頃よく食べているものをあらためてチェックしておきましょう。

□とにかく肉が大好き！→陽性に傾きがち。
□マヨネーズが大好き、1日1つは卵を食べる→陽性に傾きがち。
□夏だけでなく一年中、アイスクリームをよく食べる→陰性に傾きがち。
□毎朝、あるいは毎食後欠かさずフルーツを食べている→陰性に傾きがち。
□毎日何かしら甘いお菓子を食べている→陰性に傾きがち。

□ピーナッツ、マカデミアナッツなどナッツ類をよく食べる→陽性に傾きがち。
□大豆製品は体にいいので豆乳、豆腐、納豆を積極的に食べている→陰性に傾きがち。
□魚介類は低カロリーでヘルシーなのでよく食べる→陽性に傾きがち。
□米、パスタ、パンなど炭水化物をたくさん食べる！→陰性に傾きがち。本来は中庸なのですが、若い人にパン好きが増えていることを考えると、陰性に傾いている可能性が高いです。
□水、お茶などいつも飲み物が手放せない→陰性に傾きがち。

陰性が強くなると、恋愛もできない!?

陰性に傾くことで体はゆるみ、疲れやすくなり、集中力も落ちてきます。

ですからプロのスポーツ選手などは試合前には特に、体を陰の方向へ持っていく甘い物は摂らないように気をつけていることが多いようです。ライバル選手と実力もテクニックも互角だとすると、どちらがより疲れにくく、より集中力を持続できるかが勝敗の決め手となるからです。

スポーツだけでなく、実は恋愛にも食べ物が影響しています。ヤセて素敵な恋愛をしよう！　と思っているのなら、体質と食べ物を見逃すわけにはいきませんよ。

一般に男性は陽性体質であることが多いようですが、それでも甘いものやお酒を摂りすぎて体が陰性に傾くと、締まりのない体つきになっていきます。

顔の表情や性格もなんとなくダラーッと締まりがなくなり、やさしいけれど頼りにならない男、というようになってしまうようです。

また、男性の体のゆるみは精子にも影響します。精子の動きが不活発になれば、子どもが授かりにくくなったり、そもそも勃たない、ということもよくあるようです。女性をデートに誘えない、口説けない、求婚しない、そんな男も多いのは、甘いものの食べすぎで陰性が強くなり、ナイーブになりすぎているからでしょう。

女性の場合はもともと陰性体質の人が多いようですが、さらに陰性が強くなると、体はますますゆるんでズドンとした体型に。足首までゆるんできます。そして、膣や子宮まで締まりがなくなっていきます。

また、そうなると、なかなかセックスする気分にならない、セックスしても快感がない、というようになっていきがちです。それは女性にとっても、相手の男性にとっても、とても不幸なことでしょう。たるみのない引き締まった体は、実は恋愛ボディとも言えるのです。

「体を温めるといいんだよ。そうすれば男だってちゃんと役に立つし、女の人はよく感じるようになるし」

と私が仲間うちでヒソヒソ話をしていると、いつの間にか周りに女の人たちが集まってくることがあります。みんな、口に出しては言えないけれども、セックスに関する悩みを持っているんですね、きっと。

女性的・男性的な活力が一番強いのは、やはり何といっても陽陽タイプです。**陽陽体質に近づくには、穀物と旬の野菜をたくさん食べることが効果的です。**女性の場合はそれで十分ですが、男性は女性よりも生命力がやや弱いので、ちょっと魚なども食べながら、活力を補給していくといいでしょう。

性格は穏やかだけれど、肉体的にはすごくパワフルなのが陽性。でも、陽陽タイプは時として荒々しくなる可能性があります。

理想的なのは、中庸からちょっと陽に傾いているくらいの体質がいいと思います。

上手に食のコントロールをして陰陽バランスを整えると、ダイエットだけでなく心にも体にも良い反応が起こるのです。

陰の力を持つ食べ物、陽の力を持つ食べ物

「じゃ、いったいどんな食品が陰で、どれが陽なの？」とお思いかもしれませんね。どんな食品が陰性を強く持っているのか、あるいは陽性を強く持っているのか、次頁の表を参考にして下さい。

私たちが日頃よく口にする食品群は、強い陰→強い陽へとなだらかなグラデーションで示すことができます。この「食べ物の陰陽一覧」を頭に入れておきましょう。

調理、食べ方のひと工夫で食材の持つ力も変わる

では、具体的にどんな工夫をすれば陰陽の調和がはかれるのでしょうか。

〈食べ物の陰陽一覧〉

陽 ⟷ 陰

・砂糖
・酒
・油
・果物
・キノコ
・葉もの
・牛乳
・根菜
・海草
・豆類
・穀物
・貝類
・しょうゆ
・みそ
・バター
・魚
・チーズ
・肉
・卵
・塩

例えば、トマトは夏が旬で、陰の性質を持つ食べ物です。トマトを食べると汗腺《かんせん》がゆるんで汗が出やすくなり、発汗作用で体が冷え、暑いところでも涼しく過ごせます。また、血管が拡張して血圧が下がるので、行動するときもゆっくりとした動きになります。

このように、トマトが持つ陰の力は、暑い夏を快適に過ごすためにとても役立ちます。でも、トマトを秋や冬に食べたいときもありますよね。

そのときは、トマトに塩を加えて鍋またはフライパンに入れ、フタをしてじっくり煮込む。こうすることで、体をゆるめたり冷やしたりする力が少なくなります。塩には収縮のエネルギーがあるので、トマトの拡散エネルギーを打ち消し、陰陽調和をはかることがで

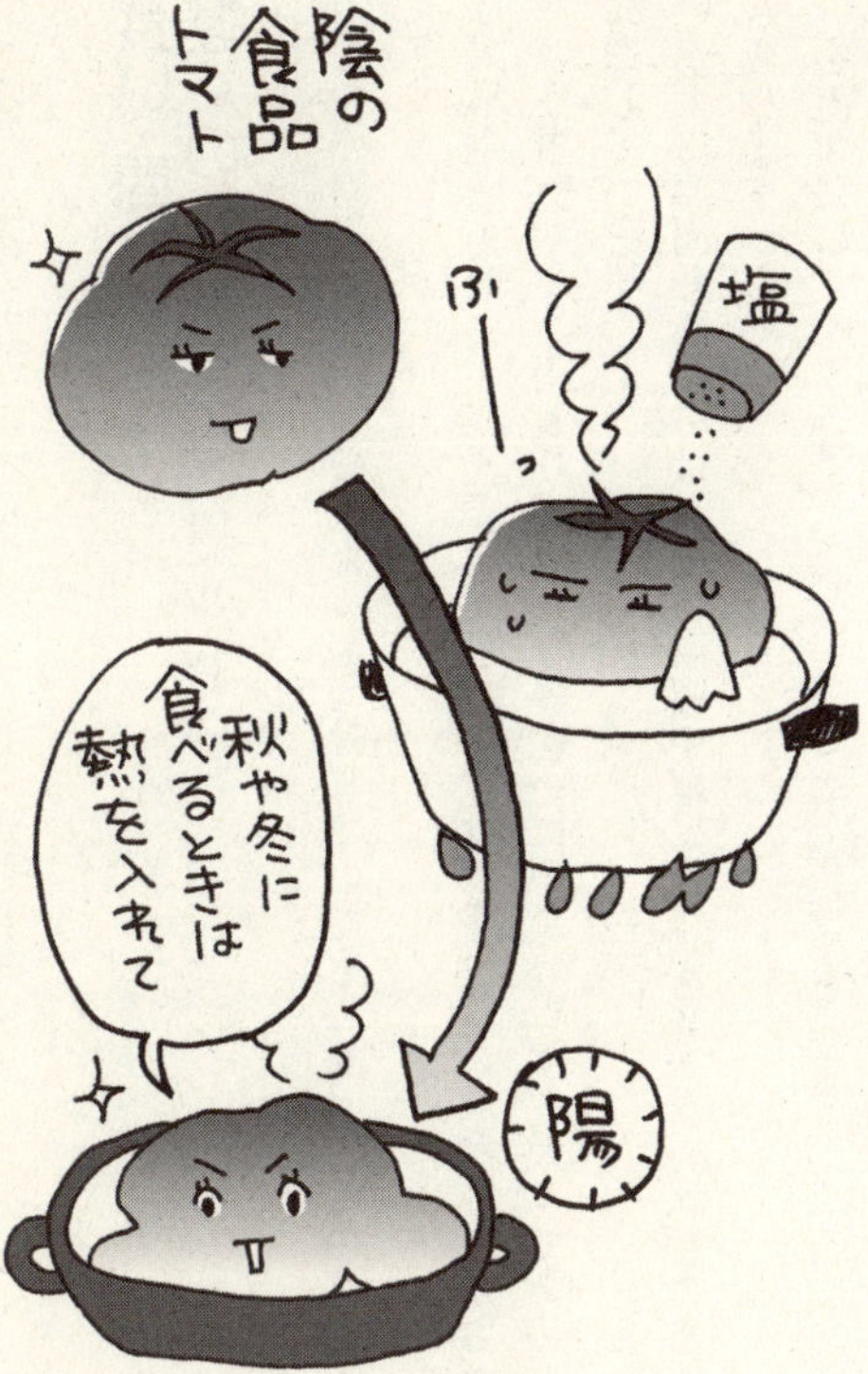
陰の食品トマト
ふー
塩
秋や冬に食べるときは熱を入れて
陽

きるのです。それでもトマトが持つ陰の力は残っているので、魚など動物性食品と一緒に食べると、陽の力が加わるのでバランスがとれます。

早食い・間食・夜遅くの食事のデメリット

食べるものの陰陽バランスを整える努力はしていても、せっかくの努力も台無しになってしまうことが。

それは、早食い・間食・夜遅くの食事など、食生活のリズムが乱れがちだと太りやすいという事実です。脂太り、水太りの違いにかかわらず、太っている人のほとんどに共通しています。

早食いが太る原因となるのは、脳の満腹中枢に信号が届かない状態のまま、つい食べすぎてしまうからです。

早食いを直すには、「よく噛んで食べる」ことが何より効果的です。

一口ごとに30回以上、体調が悪いと感じるときは50回以上噛んで食べるようにしましょう。こうしてよく咀嚼《そしゃく》していると、血糖値が高まって早めに満腹感をおぼ

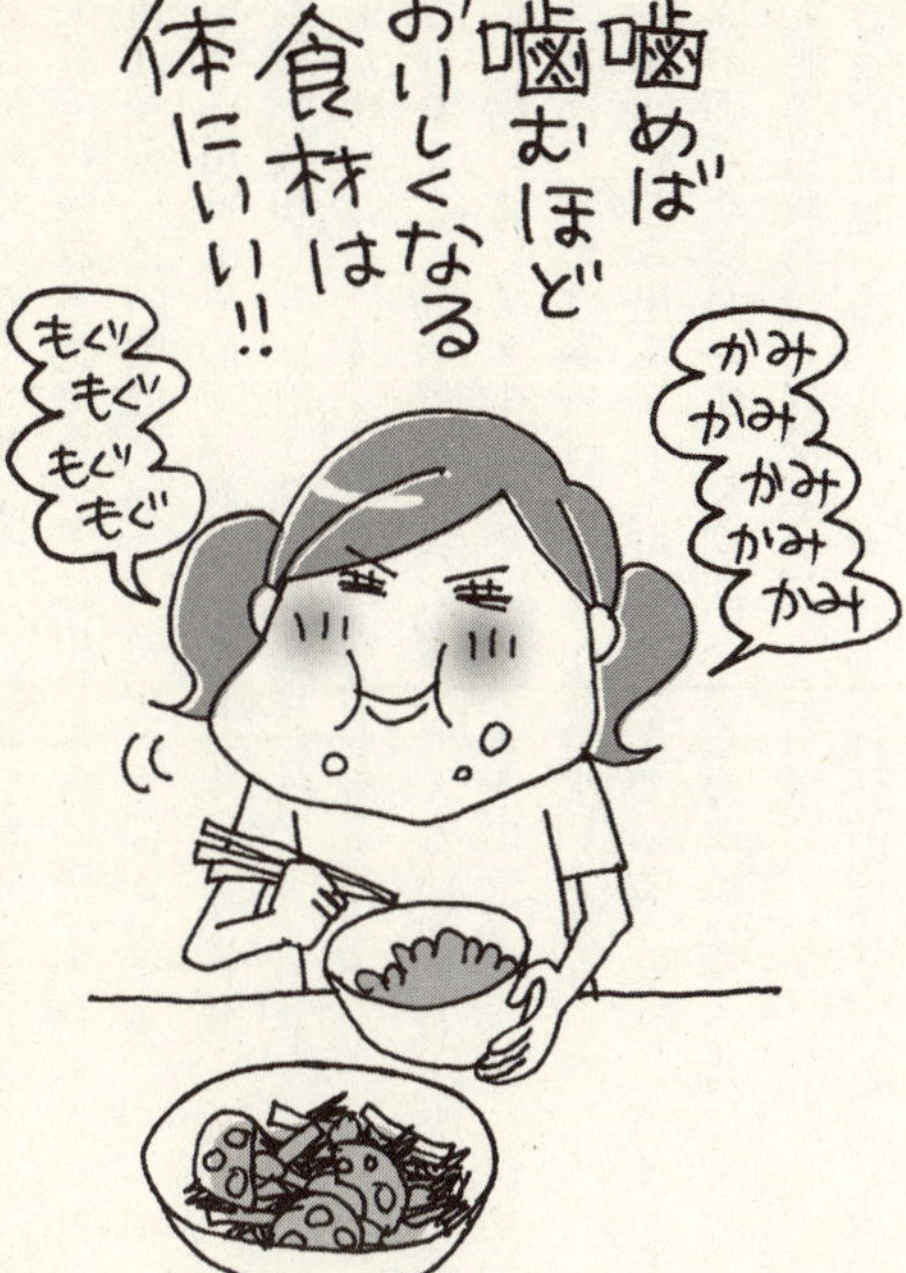
噛めば
噛むほど
おいしくなる
食材は
体にいい!!
かみ かみ かみ かみ かみ
もぐ もぐ もぐ もぐ

えるので、食事の量が少なくてすみます。

また、噛めば噛むほど唾液が出てそれだけ消化酵素が増えるため、胃腸の負担を軽くなり、栄養分の吸収も良くなって体中にエネルギーが満ちわたります。同時に、噛むという運動が脳に良い刺激を与え、頭が冴えてきます。

唾液には消毒作用もあるので、食品に含まれている添加物、着色料、農薬など有害物質の悪影響を緩和し、血液を健全な状態に保ってくれます。

しかも、よく噛むことには、若返りの効果もあるのです。

お米や旬の野菜など、噛めば噛むほどおいしくなる食物は、体にもいい食物です。

その反対に、脂っこいステーキ肉やファーストフード、スナック菓子といった体に良くない食物は、噛めば噛むほどまずくなっていきます。

じゅわっと肉汁のしみ出るステーキも、噛んでいるうちに、パサパサに乾いて固くなったゴムのような味わいになり、飲み込むのがイヤになるほどです。

お米や旬の野菜は噛むほどに味わい深くなります。

残業続きで帰宅時間が遅くなり、夜10時、11時頃になってやっと食事ができる、という人も多いでしょう。

でも、夜の時間帯は体が休止モードに入っているので、もうさほどカロリーを必要としていません。それでも食べたものは消化吸収しなければならないので、内臓は休みを返上して働かなければならず、負担を強いられます。

また、ランチ後、夜遅くまで何も食べずにいると、断食状態におかれた体にいきなり食べ物を送り込むことになり、一気に大量のカロリーを吸収してしまいます。そういった悪条件が重なるため、夜遅くの食事は肥満の元になりやすいのです。

仕事が忙しくてつい夕食が遅くなってしまうという人も、途中でいったん仕事の手を休め、7時前後に軽く食事を摂る生活パターンに切り替えていきましょう。

「そうしたいけれど、なかなかできない。だからお菓子のちょこちょこ食いで空腹をしのいでしまう」という人もいるかもしれません。

その「ちょこちょこ食い」でかなりの量を食べているのも、太る原因です。

どうしても小腹が空いて間食をしたいときは、甘いお菓子やパンでなく、おにぎりを食べるようにすることをおすすめします。

お米を食べすぎると太る、と心配することはありません。日本人にとってお米は主食なのですから、五分づき米や玄米なら、もっとたくさん食べてもいいのです。

お米をきちんと食べずに、おかずばかり食べたり、本来お米で摂るべき糖分を甘いデザートや果物で補っている人のほうが、よほど太りやすいといえるでしょう。

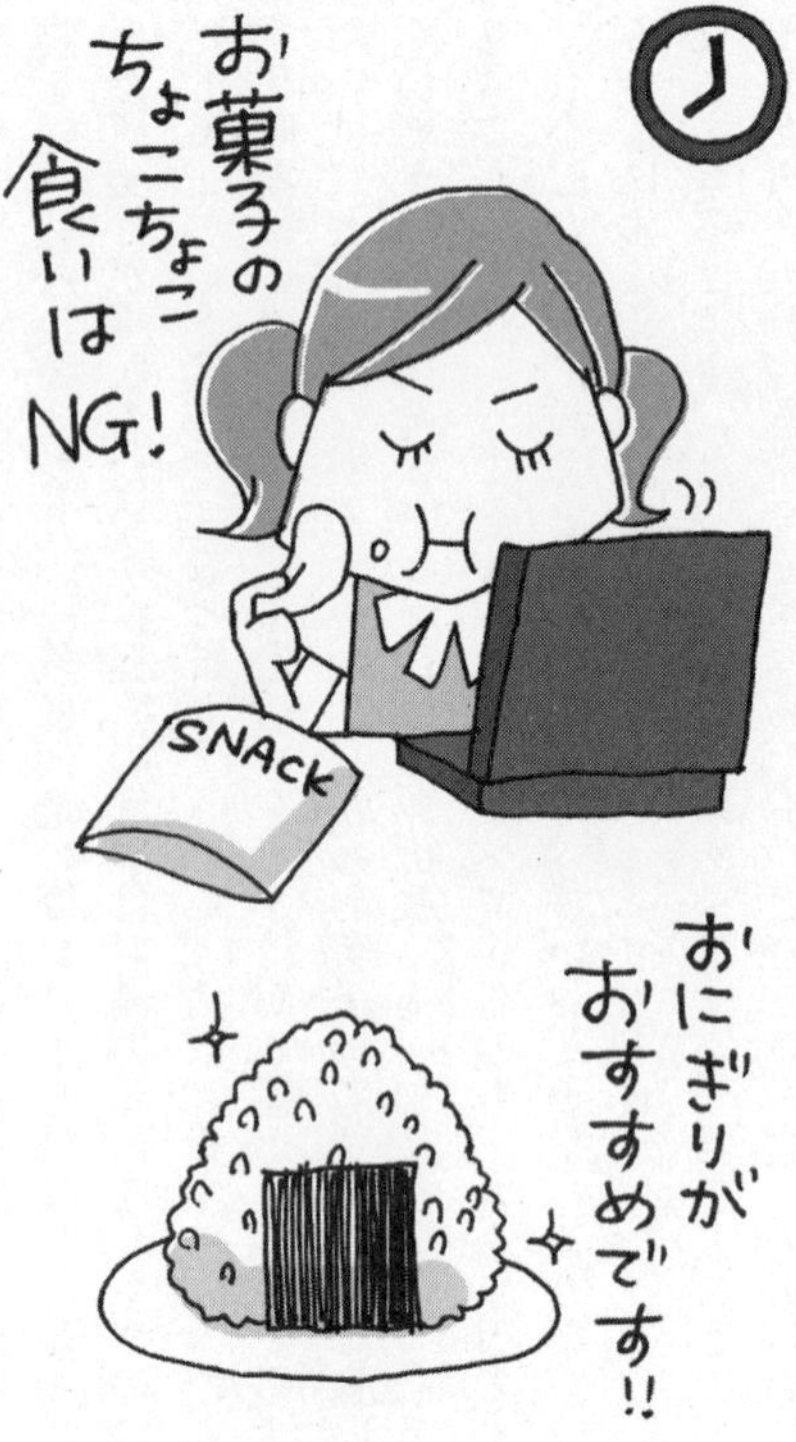
お菓子のちょこちょこ食いはNG!
SNACK
おにぎりがおすすめです!!

寒い国の食べ物と暑い国の食べ物

寒い国の食べ物でなぜ太ってしまうのか

もしあなたが肉・チーズ・ヨーグルトなどを毎日食べ続けていると、体が温まりすぎて暑くてたまらなくなります。なぜなら肉や乳製品は北ヨーロッパや北アジアなど、寒くて乾燥している地域の食べ物で、体を温めるための脂を多く含み、カロリーもとても高いからです。

北方の食べ物である肉や乳製品を常食すると、体が北国向きになり熱くなります。そうなると次は体を冷やすために、熱帯の果物や辛いもの、甘いものなどがほしくなる…こうして脂っこいものと甘いもの、辛いものを無限に食べ続けてしまいます。

すると脂と糖分を摂りすぎ、陰陽のバランスも崩れ、頭はカッカしやすく、足腰は冷えるというアンバランスな体になってしまうのです。

動物性食品の食べすぎで日本人が太ってしまう理由

北ヨーロッパなど、北のほうの国々では昔から小麦がよく育ったので、穫れた小麦を粉にしてパンをつくって食べてきました。

また、それらの地域では、夏でも寒い土地柄なので、体温を上げるために肉やチーズなど動物性の食べ物が必要とされます。

もうおわかりですね。このように、陽性体質の人が北国の体を温める食べ物ばかり食べるとどんどん陽性が強まります。

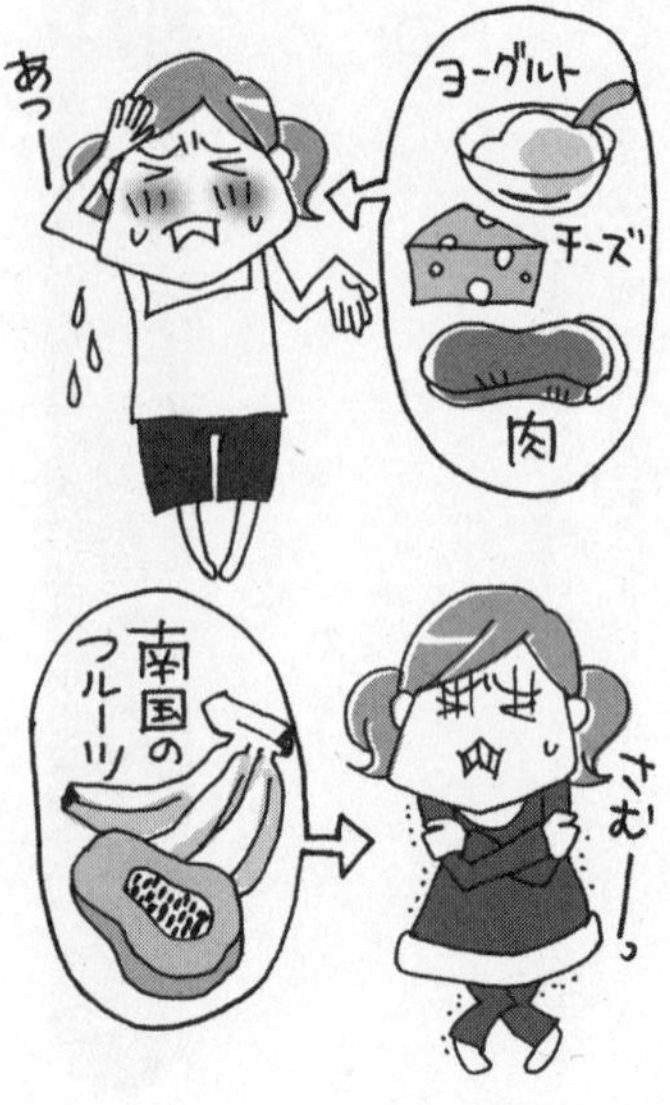

同じように、陰性体質の人が南国の体を冷やす食べ物を摂りすぎると、どんどん冷えてヤセにくい体がつくられていってしまうのです。

日本でも、今では若い人を中心にアメリカ型の食生活が一般的なものとなってきています。

朝はベーコンエッグとトーストにヨーグルト、昼食や夕食にも肉料理を食べ、お米はあまり食べないという人がずいぶんと増えました。

その影響で、現代の日本では、ヤセたいのにヤセられないという人が増え続けています。

カロリーオーバーによる肥満、ガン・心臓病・脳梗塞、うつ病…さまざまな健康障害の原因をたどると、食の内容が激変して動物性タンパク質や油脂を摂りすぎていることと深い関係があると言われています。

日本人の体には和食が一番相性よし

ありがたいことに、日本という比較的暖かい土地に暮らしている私たちの体は、動物性食品をそれほど必要としていません。

日本では昔から農業の中心は稲作で、米を主食としてきました。米は日本の気候風土に合ってよく育つ作物であり、だからこそ、そこに暮らしている私たちの体質によく合っているのです。

米を粒のまま炊いて食べ、ワカメや豆腐や季節の野菜を使ったみそ汁、それに一品か二品のおかずがあれば、体が求めているカロリーと栄養を十分に摂ることができます。だから日本人はスリムで肌がきれいだったのです。

こういうシンプルで低カロリーの食事が体に良いらしいと、今や世界中が注目しています。それに加えて、日本の伝統的な食文化が生み出したみそやしょうゆ、納豆などの発酵食品や、何百種類にものぼるバラエティ豊かな漬け物は、ヘルシーで人にも地球にもやさしいエコロジーフードなのです。

もちろん、例えば欧米人には欧米人の体質に合った食事の仕方があり、何でも日本の真似をすれば健康になれるというわけではありません。

けれど、よその国で生まれ育った人も、日本に来て暮らすことになったなら、日本の気候風土によく合う食物を食べることで、より健康になっていけるのです。

そう、今の自分が暮らしている土地に合わせて食べ物を選んでいくことが、人間の体を健やかにするのです。

日本に生まれ育った私たちにとっては、気候風土がまったく違う外国のものを食べるよりも、先祖代々食べ続けてきた伝統的な食事のほうが体に合い、健康でスリムな体を保っていけるのはそういうことなのです。

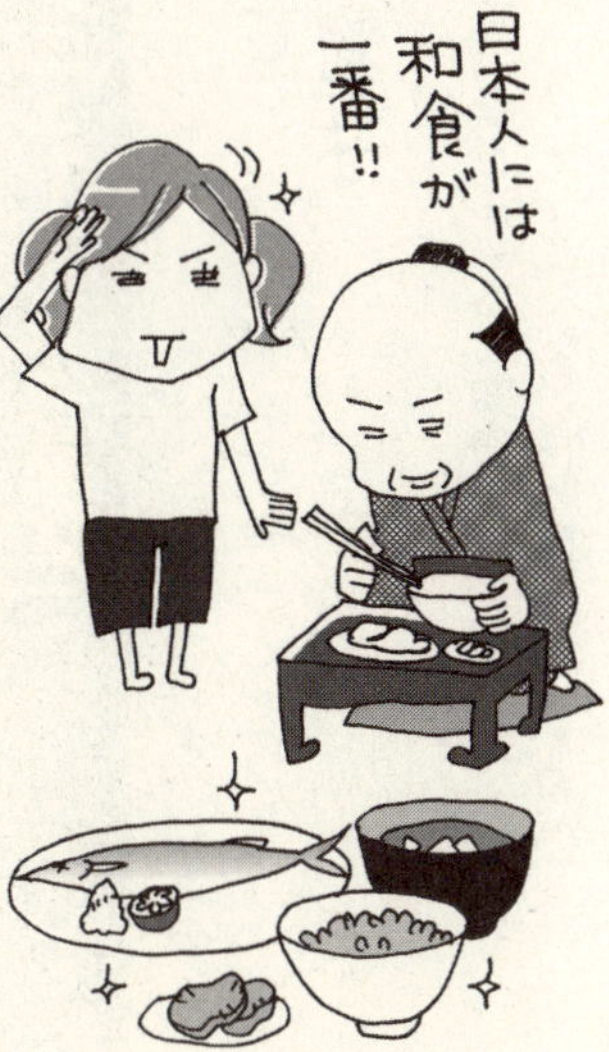

究極のダイエット・メニュー、「穀物菜食」

「穀物」が人間にとっていちばん大切な食べ物です

人間の歯は人間の食に合った形になっていると知っていますか？

「当然でしょ」というあなた。では、毎日どんなものを食べていますか？

人間の歯の構成からいって、基本とすべき食は穀物です。

合計20本ある臼歯《きゅうし》は、穀類をすりつぶすために使われる歯。次に多い8本の切歯は、野菜や海草などの植物性食品を噛み切るために使われる歯です。

それに対し、肉や魚といった動物性食品を引き裂くのに使われる犬歯は、たった4本しかありません。

7対1という圧倒的な割合で、植物性食品用の歯のほうが多いのです。

つまり、人間が生命を維持するために必須となるのはまず穀類であって、次に必要なのが野菜類、肉などの動物性食品は全体の7分の1程度でかまわないのだということでしょう。ふだんの食生活と比べて、いかがですか？

丈夫で健康な体になる「玄米」のすごいパワー

和食の中心となる穀物はお米です。お米を多めに食べるのはいいことですが、できれば白米ではなく、玄米を食べるようにするとベストです。毎食はちょっと…という方。もちろん3食全部玄米にしろなんて言いません。1日1食だっていいのです。今まで白米やパンばかり食べてきた人なら1日1食でも効果は抜群です。

玄米にはデンプン・タンパク質・脂肪・カルシウム・ミネラルなど、体が必要とするさまざまな栄養素が含まれているので、**玄米だけ食べていても丈夫で健康な体がつくられていきます。**

しかも、玄米に含まれるタンパク質とデンプンは1対7の割合で、ミネラル（または脂肪）とタンパク質も1対7の割合です。

先に歯の構成比が植物用と動物用とで7対1の割合になることを述べましたが、

この構成比にぴったりと合う玄米は、まさに理想的な栄養バランスになっているわけです。

ただ、玄米にはビタミンB_{12}が不足しているので、のり・ワカメ・昆布・ひじきなどの海草類と一緒に摂るようにしましょう。レンコンもB_{12}が多いですよ。

玄米のおにぎりにのりをつけて食べれば、まさにパーフェクト。

外出するときも、小さめのおにぎりをいくつか持っていくと小腹が空いたときに助かります。

ひどくお腹が空くと、食べ物のことしか考えられなくなり、判断力が失われてきますよね。そんなとき、玄米おにぎりをパクッと食べれば、身も心も持ち直します。

ハリウッドスター、セレブも大好き！ 玄米食

私自身も私の家族も、もう30年以上も、玄米を中心とする「穀物菜食」を心掛けています。このことは序章でもお話ししましたが、玄米を食べるようになって1ヵ

月半後、90キロ近くあった私の体重は25キロも減りました。

短期間の激ヤセですが、体力が落ちたということはありません。それどころか、以前よりもずっと元気でパワフルに活動できるようになり、ちょっとしたことでイライラしたりクヨクヨ悩んだりすることもなくなってしまいました。

うちでは、子どもたちも穀物菜食で育てました。

育ち盛り・食べ盛りの子どもに肉も魚も食べさせないなんて、成長が止まってしまうのではないかと心配する気持ちもほんの少しはあったのですが、私も妻も「きっと大丈夫、やってみよう」と前向きに取り組むことにしたのです。

「自分が住んでいる土地の環境にあったものを食べる」
「葉・皮・根など、食べられるところは全部食べる」
「1日1食玄米を食べ、残り半分の副食には野菜・豆類・海藻を多く食べる」
「陰と陽の調和をはかる」

というのが穀物菜食です。

スポーツ選手や有名なアーティストたちにも実践者は多いようです。

穀物菜食で育ったうちの子どもたちも、「ものすごく健康だ。いい体してる」と学校で先生にほめられるほど、立派に成長してくれました。穀物菜食は、成長期の子供の体が必要としている栄養をすべてカバーできるのです。

我が家は穀物菜食のおかげで病気しらずです。

※体にやさしい野菜のおかず

主食は玄米ごはん、そして時には、そば、うどん、パスタなどもいいと思います。とにかく**穀類をしっかり食べる**ということが大切です。

副食は旬の野菜を中心とし、油を使わない煮る・焼く・蒸すなどの調理法がおすすめです。

ひとつ気をつけてほしいのは、季節や気候を無視して、夏なのに冬の根菜類を毎日のように食べたり、冬なのに夏野菜ばかり食べたりすると、体の陰陽バランスが崩れて気力・体力がなくなり太りやすくなるということです。

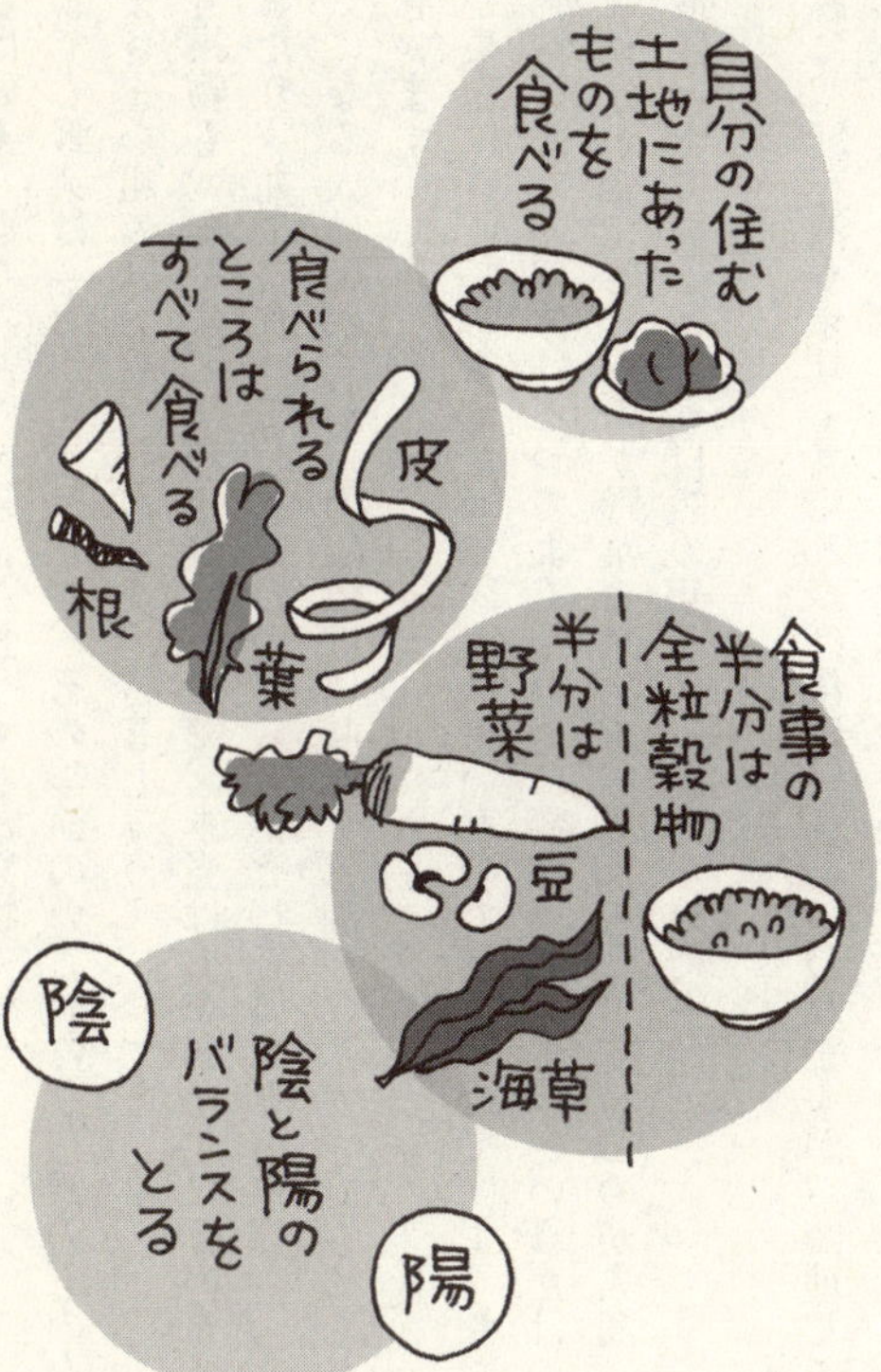
自分の住む土地にあったものを食べる
食べられるところはすべて食べる
皮
根
葉
食事の半分は全粒穀物
半分は野菜
豆
海草
陰と陽のバランスをとる
陰
陽

季節に合った旬の野菜なら、繰り返し食べても太ってしまうということがありません。とはいえ、もちろん度を超した食べすぎは禁物ですが…。

あくまでも野菜は「おかず」として、その季節のいろいろな種類のものを少しずつ、さまざまな組み合わせで楽しんでいきましょう。

野菜も果物も、皮と身では作用が違うので、本当は皮を剝《む》かずにそのままザクザク料理したり、丸ごと食べてしまうのがベスト。そして何より簡単!! 皮が気になる人は細かく刻んで塩漬けにしたり、油を少し使って炒めたりしてもいいと思います。

野菜や果物についている土だって、実は汚いものではないんですよ。ただ、農薬や化学肥料を使うと、体にとってよくない土に変わってしまうというだけのこと。土の栄養分が変化したものが野菜や果物で、それを食べているのが人間。だから人間も最後は土に戻るという自然のサイクルがあるのです。

ちなみに、紅花油やオリーブオイルは体にいいといわれますが、調理している間にかなりの高温になり、そうすると酸化しやすいんですよ。オリーブオイルを使うイタリアは肥満が多いのです。

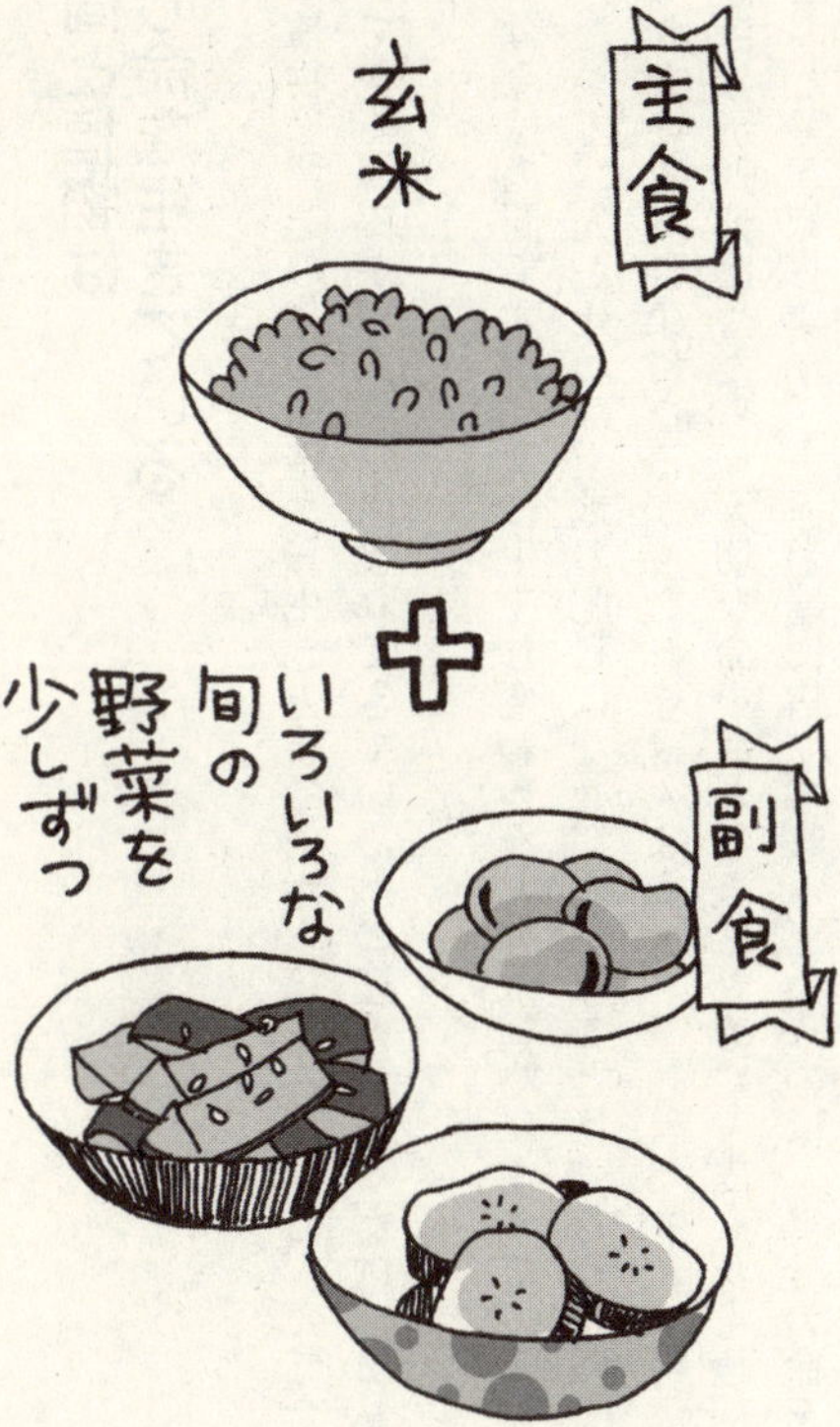
主食
玄米
いろいろな旬の野菜を少しずつ
副食

また、サラダ油はあくまでもサラダ用の油で、熱を加えると特に酸化しやすいので注意しましょう。

人間と植物は同じ命を生きている

人間と植物は、その体の構造から生き方まで何からほとんど同じ、たまたま植物に生まれてきているか、人間に生まれてきているかの違いがあるだけ、と私は思っています。

私たちは今は人間ですが、次に生まれ変わったときは植物になっているかもしれません。だって、人が死ねば土地の肥料になり、ということは、そこに咲く花になるかもしれないし、野菜になるかもしれませんよね。

もしも自分が野菜だったら、大切な命を活かしきるために、皮も身も全部食べてもらいたいと思うでしょう。中途半端に捨てられるというのは、自分の命を無駄にすることになってしまうわけです。

だから、どんな命も無駄にしないで活かしきりましょうということなのです。

おみそ汁で「海」を体に取り入れよう

玄米ごはんと相性ぴったりなのがみそ汁です。海の塩、煮干しや昆布やかつおのだし（手軽な粉末タイプでもＯＫ）、そして海草を具にしたみそ汁をいただくことは、海を体に取り入れることそのもののような気がします。

人間というのは、海で誕生した生命が陸に上がって進化してきた生き物で、私たちの血液や羊水というのは、海水の組成とすごく似ているのだそうです。だから海の塩やだし、海草類が体によく合うのでしょう。ただ、いつも海草では飽きてしまうので、たまにアサリやシジミなどを使って、おすましにするのもいいですね。

ダイエットにも、美容・健康にもいい理想の献立

体の調子が思わしくない人、または重症の人であっても、玄米食に切り替えるこ

とで健康を回復していった例はたくさんあります。

玄米を食べるときは、基本的に動物性タンパク質と油を使わない食事となりますから、喘息《ぜんそく》や鼻炎などが、すぐ治ってしまう人もたくさんいます。

でも、病気になってから玄米を食べはじめるよりも、健康で元気なうちに玄米食に親しんでおくほうが、はるかに賢明です。

玄米は、とてもおいしい！

でも、もしおいしく感じられないとしたら、それ以前の食事に油が多すぎたせいでしょう。

大根酢、トウガラシ、じゃがいも、トマトなど、油を消す作用のある食べ物を体にもっと取り入れてから玄米を食べると、きっとおいしく感じられるでしょう。

あなたも玄米の穀物菜食をはじめてみませんか。

穀物菜食をしながら、このあとの第3章で紹介する「食べグセ改善トレーニング」を実践していくと、自分でもびっくりするほど劇的な効果が現れます。

「でも、ちょっと極端すぎる」「いきなり穀物菜食に切り替えるのはムリ」という場合は、**週3日だけ穀物菜食をするのでも大丈夫。これだけでもかなりの効果が得られます。**

今まで通り肉も魚も食べる、でも1日1食は玄米を食べるという方法もいいでしょう。ちょっとでも玄米を取り入れることで、驚くほど快調になっていきます。

あるいは、玄米を七分つき米、または五分つきの白米に近い状態にするという方法もあります。

玄米をゴシゴシと力を入れてよく研《と》げば、二分、三分米というように、だんだん白くなっていきます。

そんなの面倒だという人は、家庭用の精米機が安いものだと1万円ぐらいで買えますから、自分の好みに合わせて玄米を精米してみましょう。

ヨーロッパやアメリカを旅行すると、精白したパンではなく胚芽やフスマが入った茶色いパンが出ることが多いですね。あれはお米でいえば、玄米や五分つき米といったところでしょうか。できるだけ全粒に近い形で穀物を摂ることが健康によいと広く知られてきたのです。

このように、穀物はできるだけ精白していないものを選んで食べる、という食のスタイルに切り替えると、知らないうちに食べ物のほうで体を調節してくれるようになります。

精白したお米を主食にすると、どうしても脂っこい肉や魚などのおかずがほしくなりますが、玄米や五分つき米なら、それ自体に深い味わいがあるので、おかずはそれほどたくさん必要としなくなるのです。

こうしてごく自然なかたちで無理なく食べすぎを抑え、栄養面でも陰陽の面でもバランスがとれた理想的な食事をすることができます。

週3日はシンプル食、週4日はパーティー食というサイクルで

週3日は会社にも玄米おにぎりを持っていって食べる、でもあとの4日はダイエットのことはあまり気にせず、好きなものを好きなだけ、お腹いっぱい食べていいよっていうのも、メリハリがきいて楽しいライフサイクルですよね。

お友達や恋人と一緒にフランス料理やイタリア料理を食べたり、お酒を飲んだり

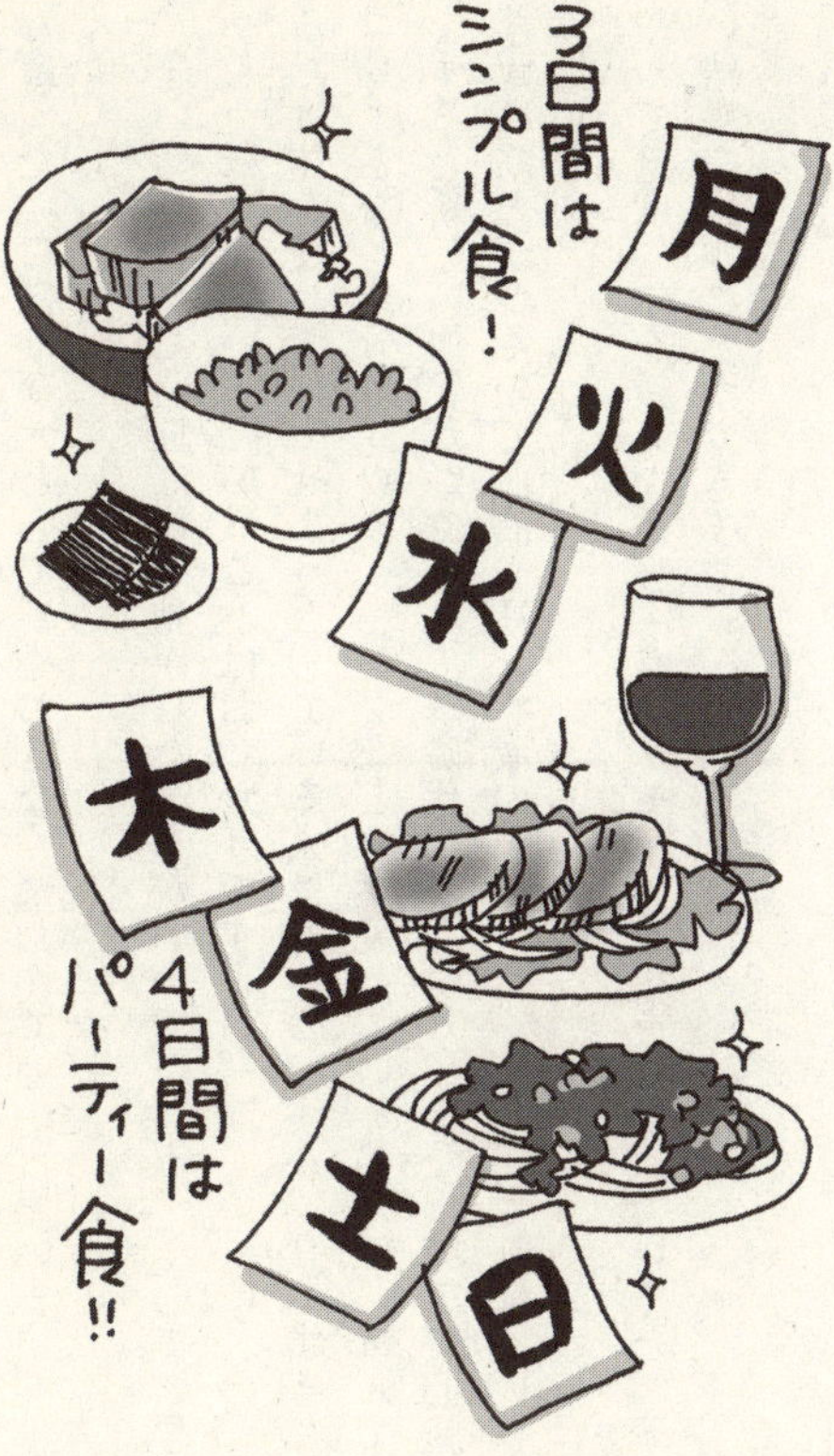
3日間はシンプル食！
月
火
水
木
金
土
日
4日間はパーティー食!!

というのもOK。

大切なのは、食の誘惑に負けず、自分をコントロールできるということです。3日間がんばった「ごほうび」として、心おきなく楽しんでいいと思います。

でも、思い切り食べた翌日は体を動かしたほうがいいでしょう。そして、早く脂肪を燃やしたほうがいい、ということはおわかりですよね。

できるだけ体を使わずにやせようとしている人は多いのですが、食べすぎてオーバーカロリーとなった分は、ウォーキングなどで燃焼していくのがいちばんです。

運動をすると新しい血管がつくられて基礎代謝が上がり、また、第二の心臓「ふくらはぎ」に筋力がつくので血液やリンパ液の循環が良くなり、太りにくい体になっていきます。

そうやって適度に体を鍛えながら「食べグセ」の改善をはかっていくと、予想以上に良い結果を出すことができます。

3章

「食べグセ」ダイエットでもう二度と太らない！

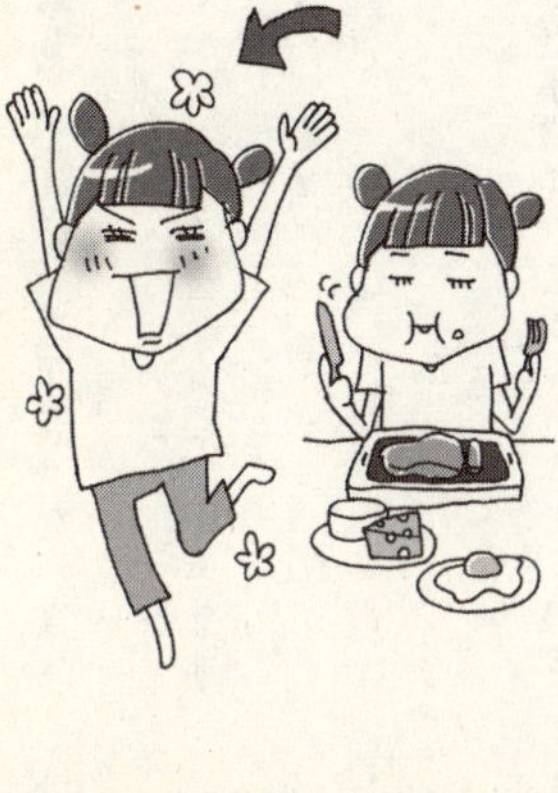

穀物菜食をはじめた人も、まだはじめていない人も、これまでの間違った「食べグセ」を改善して、やせる食べ方に切り替えていきましょう。

「食べグセ」別に、効果的な改善方法とダイエット・メニューを紹介していきます。

ヤセる食べ方の超基本

①玄米を食べる

1日1食でもOK！　断言します、**玄米を食べるだけでダイエットがうまくいきます。**なぜなら玄米は繊維質を多く含んでいるので、その繊維質が腸にこびりついている老廃物や余分な脂を吸着して、体の外に出す働きをしてくれるからです。

また、ヤセるだけでなくお通じも良くなり、体全体の循環が良くなるので、細胞が活性化して肌もきれいになり、髪や爪など、全身の美容と健康にも効果がありま す。

玄米ごはんは1日1合ぐらい食べてもOK。体をよく動かす人は2合でも3合でも、好きなだけ食べていいんです。ただし、よく噛んでね。

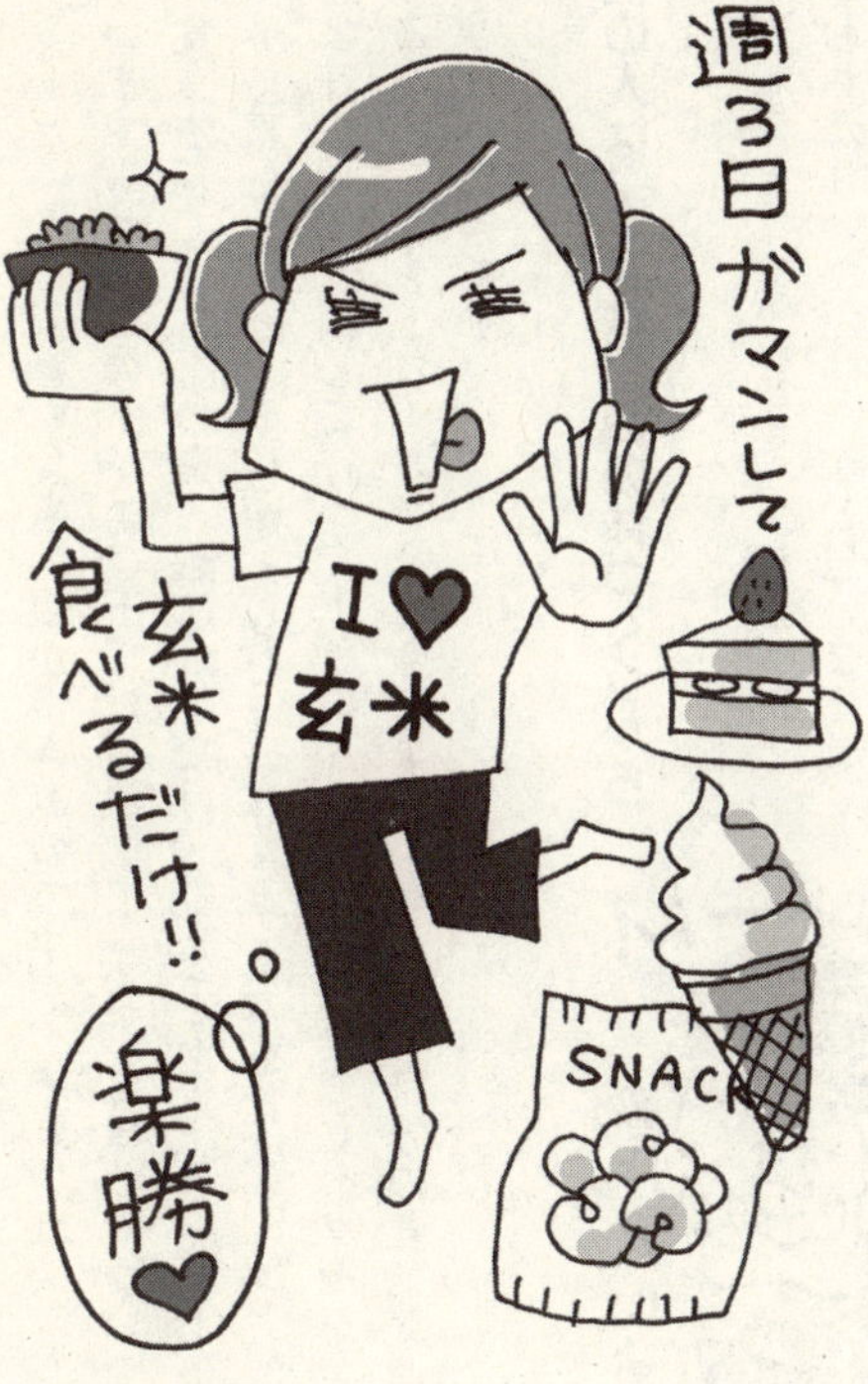
週3日ガマンして
玄米食べるだけ!!
楽勝
I ♥ 玄米
SNACK

②週3日でいい！

ダイエットというと苦しい食事制限がつきものですが、それではストレスがたまってしまいますよね。このダイエットでは、決して「食べてはいけない」とは言いません。食べすぎているものを、週に3日だけ、控えてみて下さい。お酒好きな人に休肝日が必要なように、少し控えるだけで好きなものを食べ続けていいのです。また、週3日、必ず連続して行って下さい。これは、自分で食べグセを「コントロール」するため。コントロールさえできるようになれば、自分の食べグセとうまくつきあうことができます。

❋陰性の人は、まずは土台の体づくりから

さて、玄米はとてもダイエットに効果的ということがおわかりいただけたかと思います。けれど、誰もがいきなりパッと玄米食に切り替えて大成功！　というわけにはいかないこ

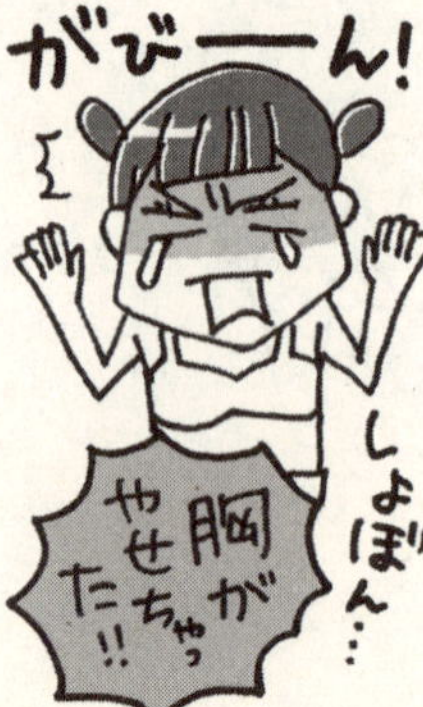

ともあります。

それは、これまで穀類をあまり食べずに、砂糖で糖分を補給してきた人。糖分だけでなく、乳製品などから脂肪もたくさん摂っていて、体内の水ハケがうまくいっていない人。

そんな陰性タイプの人は体がかなり陰性に傾いていることが多く、玄米を食べはじめると、まず胸からやせていき、下半身はいつまでたっても太ったままで、「こんなはずじゃなかった」とがっかりしてしまうかもしれません。

胸まで引き締まってしまわないためにするには、まず五分づき・七分づきのごはんや野菜、豆などできちんと体を整えてから、玄米食に切り替えるようにしましょう。3ヵ月ぐらいで、体がはっきり変わってきます。

または、豆やおもちを食べたり、固太りするタイプの食べ物（脂の少ない肉や魚）を少し加えて体を陽性の方向へ持っていき、そのあとで玄米を食べるようにするのがいいと思います。

陽性の人は「おかず」にもポイントがあった

さてもう一方、一生懸命がんばって玄米を食べてるけれど、ちっともヤセないという人もいるかもしれません。これは陽性タイプの人がやりがちなパターンですね。原因は、おかずがそのまま、従来通りだから。せっかく玄米を食べていても、おかずは脂たっぷりの肉や魚ではもったいない。

玄米は、体に必要な栄養素がほとんど摂れる完全食です。のり、ゴマ塩、梅干しなどと一緒に食べるだけでも十分に栄養が足りて、よく噛むほどに、早めに満腹感が訪れます。

玄米だけでは物足りなくて、お肉やお魚もちょっとほしいなというときは、**必ず緑色の野菜や辛味野菜を一緒に食べるようにしてください**。その場合も、あくまでも「食べすぎない」ことがポイントです。野菜は「食べすぎかな?」と思うぐらいたっぷり食べてください。

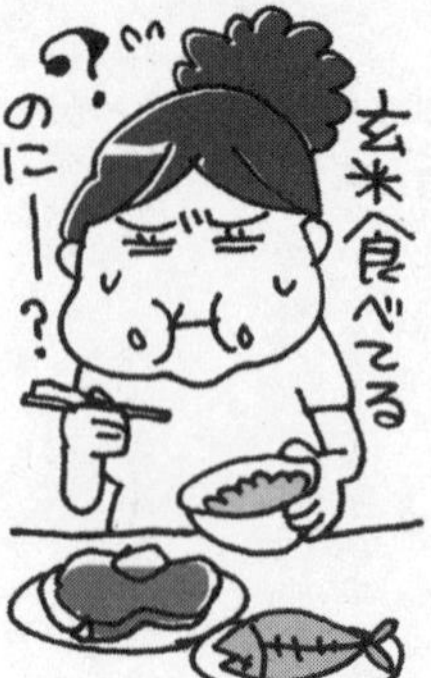

ここからは、自分の「食べグセ」別に食べると良いもの、控えたほうが良いものをご紹介します。１章で診断した結果をもとに、必要なページだけ読めばＯＫです。もちろん、全部通して読んでいただいても、より穀物菜食の知識が深まって、ダイエットのお役に立てると思います。

食べグセ改善トレーニング 砂糖を摂りすぎてきた人

毎日必ず甘いものを食べていませんか？

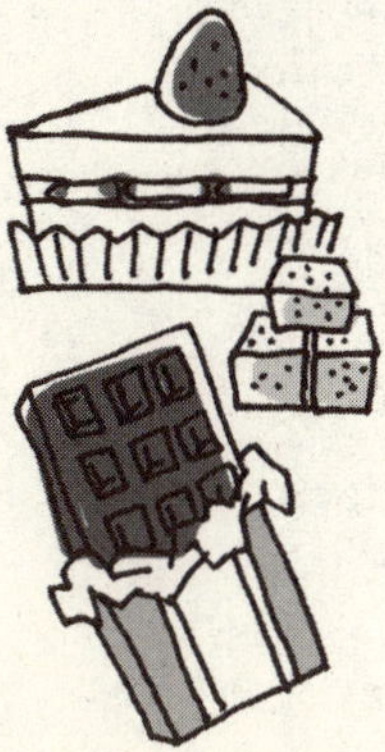

たとえ食事を残しても、デザートだけはしっかり食べる。そんな方は女性には多そうですね。

甘いものの中でも特に砂糖は陰性が強く、また、吸収が良すぎるほど良くて、それなしではいられなくなるほど習慣性の強い食べ物です。

お酒もその主成分は糖分で、アルコール依存症になる人もいるほど習慣性が高いことはよく知られているでしょう。

それと同じように砂糖がクセになり、毎日どうしても甘いものを食べてしまうと、体はゆるみっぱなしとなり、疲れやすく、そのくせ夜は寝付きが悪くて、夢ばかり見て眠りが浅くなります。

砂糖は水太りの原因にもなりますので、できるだけ摂らないほうが良いのですが、絶対に摂ってはいけないと厳しく決めつけるとストレスがたまりますし、つい誘惑に負けて食べてしまって罪悪感に苦しめられたりしては、楽しくありません。

あまり無理をせず、甘いものがほしいときは少しくらい食べてもOK。米飴などの多糖類や黒砂糖、三温糖、オリゴ糖もいいと思います。

精白した砂糖は、吸収が良すぎるだけでなく、体内のカルシウムなどミネラル分を大量に使ってしまう作用があります。ミネラルを補給するために、海藻のほか、おこげなど苦味のある食べ物を食べるようにすると効果的です。

砂糖を摂るなら「白」より「黒」

お砂糖は一般的にサトウキビからつくられます。未精製の砂糖は黒砂糖で、カルシウムをたっぷりと含んでいます。

しかし、黒砂糖を精製して真っ白にする過程でカルシウムはほとんど取り去られてしまい、白砂糖を摂ると、体内に蓄えてあったカルシウムがどんどん消費されます。

体のすべての筋肉はカルシウムの働きによって動くのですが、カルシウムが不足すると、筋肉が弱くなり、肉離れや捻挫《ねんざ》などが多くなったり、脊椎《せきつい》を支えることができないので体が曲がっていく場合もあります。また、筋肉に酸性の疲労物質がたまって疲れやすくなります。

さらに、カルシウムが不足すると、集中してものを考えるための神経伝達物質が十分に働かなくなり、精神的にイライラしたり、落ち着かなくなったり、悲観的になったりすることも増えていきます。つまらないことで怒って好きな人と別れなければならなくなった、会社で人間関係がうまくいかなくなった、ということも起こりやすくなるでしょう。

ごはんなどの炭水化物に含まれる糖分は、体の中でゆっくりと消化吸収されていきますし、体内のカルシウムを消費することもないので安心です。

ところが、精製された白砂糖や人工甘味料、ブドウ糖、液糖、蜂蜜、甘い果物の糖分などは、食べたとたんに吸収されて血液に入り込みます。

そのため、ほんの少し摂っただけでも、すぐにエネルギーに変わり、体は急速に温められていきます。しかし、急速に温まった体は急速に冷やされていくので、体も心もアップダウンが激しくなり、さまざまな不調となって悪影響が出てくるわけです。

口が喜ぶ食べ物と、体が喜ぶ食べ物は違うということですね。

でも多くの人はそこを大きく勘違いしていて、おいしいもので口を喜ばせることは体を喜ばせること、と思っています。

例えば、ちょっと疲れてきたなと感じるときは甘いお菓子やチョコレートを一口ほおばるだけで、なんとなく体が楽になったような気がするでしょう。

でもそれは、ただ単に体がゆるんだというだけのこと。砂糖は、細胞をゆるめて水分をためこむ働きを持っているからです。

知らずに摂りがち！「隠れ砂糖」が含まれている

「私あんまり砂糖摂ってません！」という方でも、日常的に口にしているさまざまな食品や飲料に砂糖は使われていて、いつの間にか体の中に入り込んでいます。

そんな「隠れ砂糖」を挙げてみましょう。

- **パン**
- **そば・うどんのだし汁、めんつゆ**
- **スポーツ飲料、ジュース、缶コーヒー、清涼飲料水**
- **おせんべい、ポテトチップス**

パンはふくらませるのに砂糖が必要。砂糖を入れないと、ガチガチの固いパンになってしまいます。だし汁やめんつゆなども、自分で作ったことのある人はおわかりでしょうが、結構な量の砂糖が入っています。また、市販の清涼飲料水やおせんべい、ポテトチップスなど、一見砂糖と関係なさそうな「甘くないお菓子」にも砂糖は入っています。

そのほか、スーパーなどで販売しているお惣菜や、飲食店で食べる和食のほとんどに、砂糖が使われていることが多いのです。

和食の煮物や酢の物に、砂糖は欠かせない隠し調味料。魚の煮付け、肉じゃが、キンピラゴボウも、甘辛くておいしい味に仕上げるために砂糖が活用されています。西洋料理では砂糖はほとんど使われないので、食後のデザートをやめるだけで砂糖の摂取をぐんと控えることができます。

でも私たち日本人の場合は、砂糖をふんだんに使った和食を食べ、そのうえさらに甘いケーキや果物を食べる機会が多いので、どうしても糖分の摂りすぎになってしまいます。

❋食べすぎた砂糖はこれでリセット! おすすめ食品

これまでの食生活でつい摂りすぎてしまった砂糖、体にたまっている過剰な糖分をどうしたらいいの⁉と思うでしょうね。ご安心ください。リセットできる方法からお教えしていきましょう。

柑橘系フルーツ、梅干し、海草類、干しエビ、ちりめん、小松菜、カブ。

これらの食品には、砂糖の毒を打ち消して、カルシウムを定着しやすくする効果があります。食後は甘いケーキのかわりに、ちょっと酸味のある果物をデザートにしてもいいかもしれませんね。最近は甘い果物のほうが人気のようですが、あくまでも酸味があるもの、ということがポイントです。最近ではあまり見かけなくなりましたが、青いみかんなどはいいですね。

①辛味のある野菜（大根、玉ねぎ、長ねぎ、ニラ、トウガラシ、にんにく、しょうが）

辛味野菜には、発汗や利尿効果があるので、体内にたまっている砂糖と水分を追い出すのに効果的。**陽性体質の人の場合は、ウリ、トウガン、スイカ、キュウリ、ナス**などの野菜も同様の効果があり、いいですね。**陰性体質の人は、体を冷やさずに利尿効果のある小豆のゆで汁、おかゆなどがよいでしょう。**

②苦味のある野菜と果物（ゴボウ、ユリ根、ゴーヤ、フキノトウ、ウド、グレープフルーツ）

これらの食べ物には、体の湿り気を乾かす働きがあります。野菜や果物のほかにも、**焼き魚の内臓、野菜・パン・ごはんのおこげ、鉄火みそ、ビール、玄米を煎った穀物コーヒー、タンポポコーヒー**なども苦味食品。苦味食品だからといってビールやコーヒーをたくさん飲むというのでは効果が得られませんが、うまく取り入れていくとよいでしょう。苦味の食べ物は強いので少しにしましょう。

③塩辛い味（みそ、しょうゆ、海藻）

塩辛い味には、砂糖の摂りすぎで陰性に傾いた体を陽性に持っていく効果があります。**熱々のみそおじや、しょうゆを使って煮込んだ野菜料理、おでん**などにして食べるといいですね。特に、おでんは最高です。醤油、魚のすり身、昆布、大根などが一気に摂れるので、利尿しながら足りないものを補うことができるのです。

甘いものと上手につきあう食べ方のコツ

砂糖を食べすぎている人は、まずは「週3日」だけ！　甘いものをやめてみましょう。3日我慢できたら、きちんと我慢したごほうびとして、他の4日間は砂糖を食べてよしとします。もちろん限度はありますが、これまで毎日のように食べていたのが半分ほどになれば、上出来です。大切なのは、自分でコントロールできるということなのです。

●砂糖の摂りすぎ改善で、体はこう変わる！

①お腹まわり、下半身。水風船のような水太りが解消されます。
②肩、首のまわり、顔もヤセていきます。
③シミ、シワなども徐々に薄くなっていきます。
④疲れやすい、やる気が出ない、といった悩みが消えていきます。
⑤生理痛、冷え、セックスレスなど、婦人科系のトラブルが解決していきます。

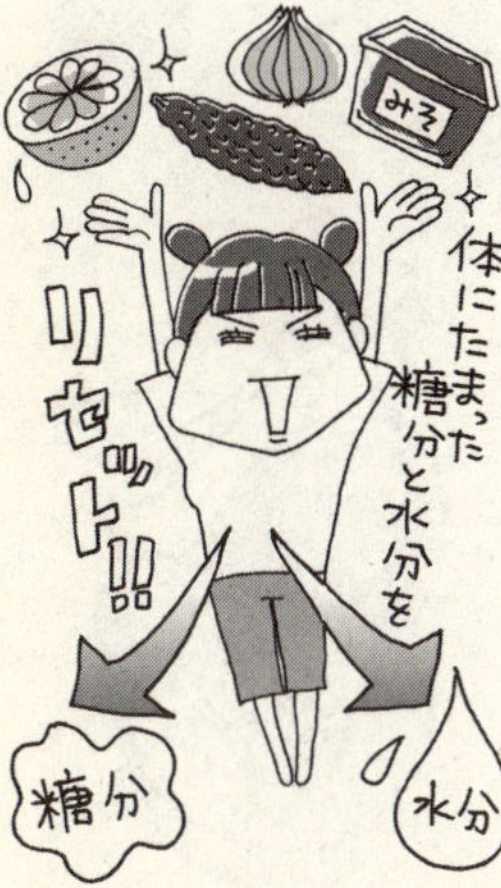
みそ
体にたまった糖分と水分を
リセット!!
糖分
水分

食べグセ改善トレーニング

果物を食べすぎてきた人

デザートはいつも果物というあなたへ

朝の果物は美容と健康に良い、さらに毎食後少しずつでも果物を食べると栄養の吸収も良くなる、と信じている人は多いようです。

陽性の人の場合は、肉を食べた後などに果物を食べると、酵素やカリウムの働きによってよけいな塩分が汗と一緒に体の外に押し出され、固くなっていた体を少しゆるめることになるのでいいでしょう。

けれど、**熱帯の果物は水分と糖分を多量に含み、陰性も強いため、体がゆるみすぎてしまうこともあり、そうなると今度は、むくんできます。**

体にいいからといって食べすぎていると、砂糖の摂りすぎと同じことになってしまうのです。

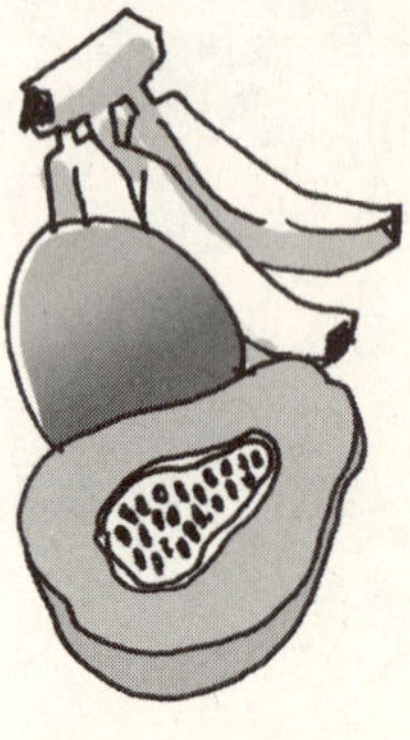

陰性の人の場合にはゆるみと冷えに拍車がかかり、ますます水太りしていきます。また、果物に含まれる酵素が赤血球を壊す働きをするため、貧血や低血圧になっていきます。

どうせなら「酸っぱいもの」を選びましょう

みかん、レモン、グレープフルーツ、リンゴ…果物を食べるなら酸味のあるものを。酸っぱい果物はだぶついた水分を体外に出す働きがあるので、柑橘類や、リンゴがおすすめです。また、カルシウムの吸着を良くし、体が酸性に傾くのを中和する力も持っています。

ゆるんだ体は「辛味野菜」「塩辛い味」で引き締める！

①辛味のある野菜（大根、玉ねぎ、長ねぎ、ニラ、トウガラシ、にんにく、しょうが）

果物を食べすぎている人は、糖分と水分がたまりがち。辛味の野菜や小豆、瓜は発汗作用と利尿作用があるので、過剰な糖分と水分を体内から追い出してくれます。

②塩辛い味（みそ、しょうゆ、海藻）

果物の摂りすぎで陰性に傾いた体を陽性に持っていく効果があります。

大根、ネギなど辛味野菜の入ったみそおじやなんかは最高ですね。

●果物の食べすぎ改善で、体はこう変わる！

①お腹まわり、下半身、上半身…すべての水太りが解消されます。

②疲れにくくなります。

③シミ、シワなども徐々に薄くなっていきます。

④貧血、低血圧、冷え、生理不順、生理痛が軽減されます。

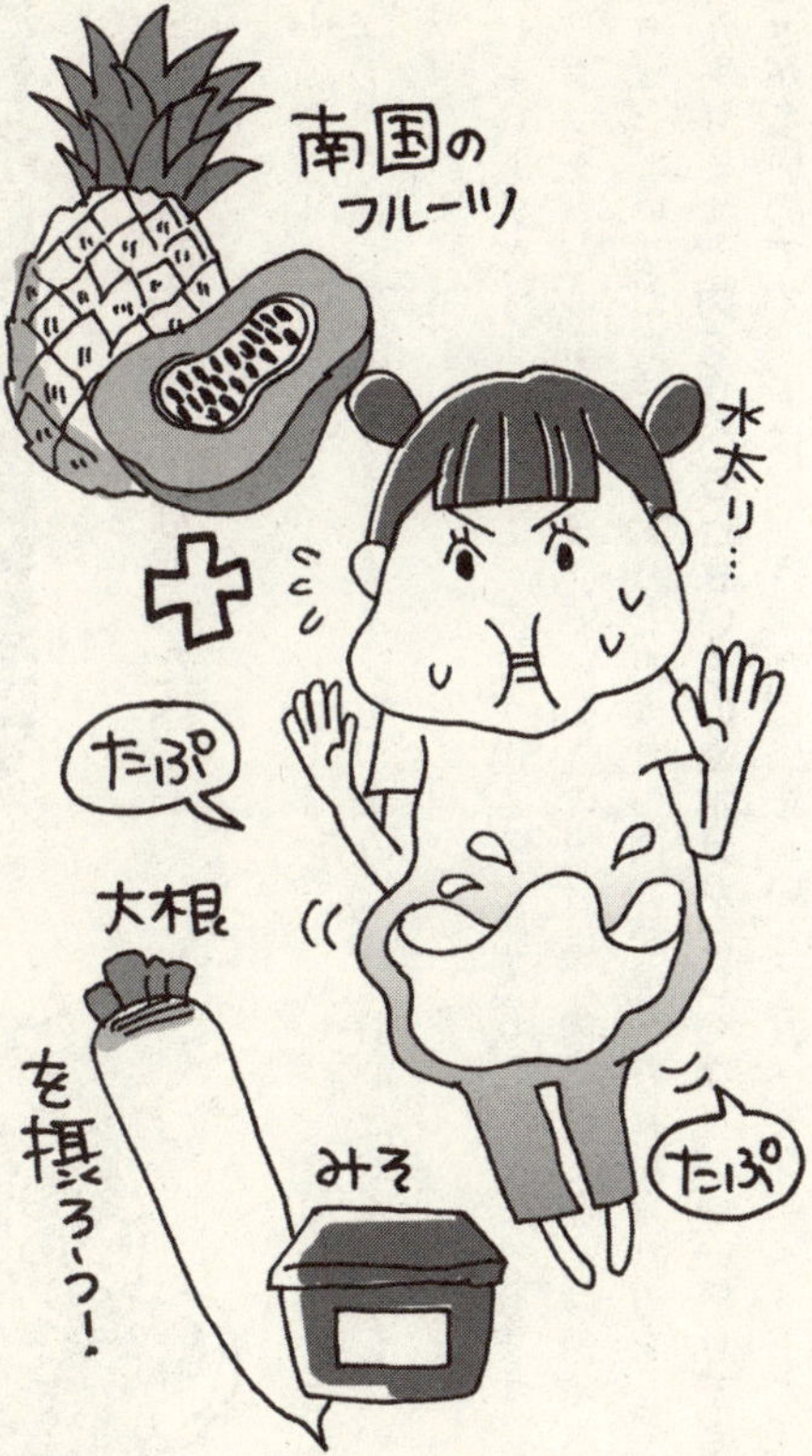
南国の
フルーツ
水太り…
たぷ
大根
を摂ろ～っ!
みそ
たぷ

食べグセ改善トレーニング

肉を食べすぎてきた人

「とにかく肉が大好き！」なあなたへ

朝はハムやベーコン、昼はハンバーグやビーフシチュー、そして夜はフライドチキンをつまみながらお酒を飲んだりしていませんか。

お肉はおいしいですよね。でも、肉食が過ぎると脂太りしやすくなります。また、タプタプとゆるんでしまっている人の場合は、肉だけでなく砂糖や水分も多く摂りすぎているために、脂太りと水太りの両方が混合された太り方をしている可能性があります。**肉を食べると甘いものや水分がほしくなり、つい摂りすぎてしまうことが多いのです。**では、どうすれば肉をおいしく食べてダイエットができるのでしょうか。

肉を食べるときは辛味野菜と海草類をたくさん食べ、時には酸っぱくて苦みのあ

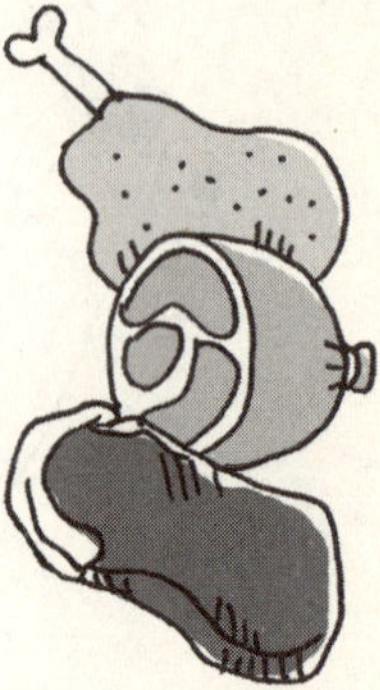

る果物も食べるようにすることが大事です。

そうすれば無理なくゆっくりと脂肪が燃焼し、たまっていた水分も追い出されます。

食べたいときには「辛味野菜」と「キノコ」をプラス

まず、辛味のある野菜は、**大根、玉ねぎ、長ねぎ、ニラ、トウガラシ、にんにく、しょうが…**。どれも、肉料理のつけ合わせになっていることが多いですね。辛味のある野菜には発汗効果と利尿作用があります。また、脂を吸着して外に出してくれる効果がある**キノコ類**もいいですね。**みかん、レモン、グレープフルーツ、りんご**など酸味と苦みのある果物も、余分な脂を溶かして分解する効果があるので、肉を食べすぎて脂が多い人にはぴったり。また、これらの果物のほか、**酢、梅干し、海草類**も同様の効果があります。**トマト、ナス、じゃがいも**は、肉の摂りすぎで陽性に傾いた体を陰性に持っていく効果があります。ただし、これらは陰性の食品ですので、もともと体が冷える陰性体質の人の場合は加熱調理してから食べたほうがいいでしょう。

そのほか一緒に食べたいのは、**塩、天然だしを使ったみそ汁。**塩はできれば国産の海のもの。天然だしは昆布・かつお・煮干しなどお好みのものでかまいません。最近は、天然ものでも粉末タイプのものがありますので、それらを使ってもＯＫです。これらを使ったみそ汁には体を温めて引き締める効果があるので、毎日飲みたいですね。

少しのお肉で満足できる工夫のレシピ

お肉は大好きだけど、食べる量を減らしていきたい。そんなあなたにぴったりの代用食レシピを紹介しましょう。

①小麦タンパクと大豆や小麦タンパクからつくった植物タンパク「グルテン」という食材を、お肉と一緒に調理する。肉汁が入るので、肉１００％のときと変わらない旨味が感じられて満足できます。まず香りで騙されてしまって、おいしいと感じることができるわけです。

②雑穀の一種「タカキビ」と小麦を混ぜ合わせてソーセージ形にし、少量の油で焼く。フランクフルトソーセージによく似た味になります。

③ハンバーグに使うひき肉を半分に減らし、レンコンやコンニャクを細かく切って加える。まとめてつくって冷凍保存しておくのも良い方法です。

肉の脂と魚の油は大違い！

肉のアブラは「脂」、魚のアブラは「油」。脂は体の中で固まりやすく、油は固まりにくいという違いがあります。

そうしたことから、肉よりも魚のほうが体にいい、そのうえ低カロリーでヘルシーだといわれ、アメリカやヨーロッパの国々、中国でも寿司や刺身がブームになっています。

でも、**魚も動物性タンパク質であることに変わりはないので、食べすぎはエネルギーの摂りすぎにつながります。**

過剰なエネルギーを打ち消す食品の代表格は大根です。

大根はさまざまな使いまわしができて便利なうえ、ダイエット効果も高い万能選手なのです。

肉や魚を食べるときは、ほかにもう一品、大根の煮物などをつくる、魚を食べるときも大根おろしを添える。海老・カニなど甲殻類の鍋料理には大根をたっぷり加えるようにしましょう。

もっと摂りたい！ 植物性タンパク質

「ごはんは食べなくてもいいからとにかくおかずだけ食べておきなさい」と、親や学校の先生に教えられたという人は多いでしょう。

従来の栄養学では、栄養＝タンパク質という考え方が主流で、動物性タンパク質信仰みたいなところがあったわけですね。

でも本当は、肉や魚などの動物性タンパク質を摂らなくても、**穀類や野菜などの植物性タンパク質だけでも十分なのです。**

お米・おもち・そば・うどん・パスタなど、植物性タンパク質なら体に負担がかかりません。

ただし、おもちはタンパク質が多くて太りやすいので、タンパク質エネルギーを中和するために、大根おろしを添えて食べるとよいでしょう。

●肉の食べすぎを改善すると、体はこう変わる！

①上半身（首のまわり、肩、背中、二の腕など）、こんもり盛り上がっていた肉が消えてスッキリとします。
②脂太りと水太りの混合タイプの人の場合は、アゴ、腕、足首、お腹からヤセていきます。
③手首、足首など先端部分からヤセていきます。
④ひじ、ひざ、足の指の関節の黒ずみ、ガサガサが解消されます。

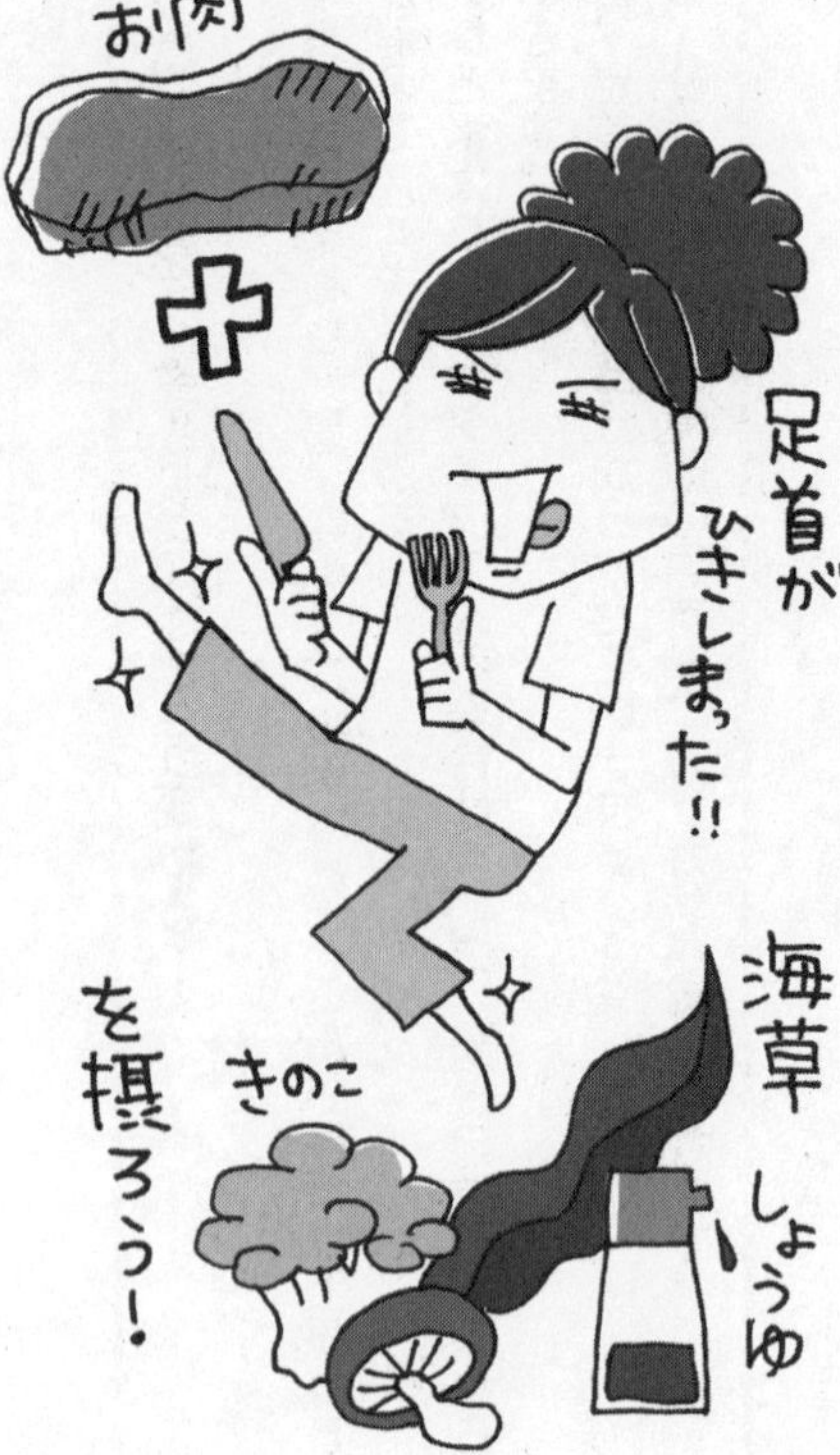
お肉
足首がひきしまった!!
海草
しょうゆ
きのこ
を摂ろう!

食べグセ改善トレーニング

卵を食べすぎてきた人

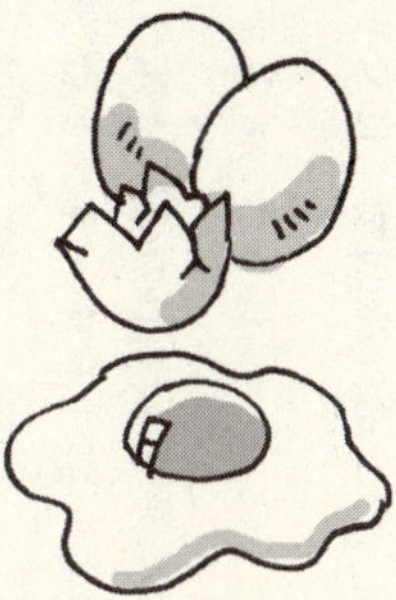

✻ 卵を食べる頻度はどれぐらい？

卵にはニワトリ一羽分の潜在的エネルギーが凝縮されていて、とても強い陽のエネルギーを持っています。卵の状態から数ヵ月たつと親鶏になるわけですから、ほとんど肉に近い動物性食品なのです。

そのため体をエネルギー過剰にして太らせやすく、さまざまな病気の原因ともなっていきます。

卵と乳製品、そして砂糖の摂取をやめれば、生理痛や生理不順、子宮や卵巣の病気など、女性特有の健康トラブルはほとんどなくなる、という婦人科のお医者さんもいるくらいです。

卵を食べるなら、週に1個が適量です。卵は、よく料理にも使われているので、それでなくても多くなりがちです。マヨネーズは主に卵と酢でできていますし、パン、プリン、茶碗蒸し、天ぷらや、フライ、ハンバーグのつなぎなどにも卵が使われています。アイスクリームにはなんと、1人分に卵1個が入っています。

ニラとネギが卵の陽性エネルギーを中和する!

卵が大好きで、つい人よりも食べすぎてしまう…。そんな人は、これを一緒に食べましょう。

大根、**玉ねぎ**、**長ねぎ**、**ニラ**、**トウガラシ**、**にんにく**、**しょうが**などの辛味野菜には、卵に含まれる過剰な陽性エネルギーを中和する効果があります。卵と相性のいい辛味野菜といえば、ニラやネギですね。これらの野菜をたっぷり使って、オムレツやニラ玉とじなどをつくってみましょう。

野菜の量は、ニラ1把に対して卵1個、緑色の野菜の間から卵の黄色が見え隠れしているというくらいがちょうどよいですね。卵料理のほかにもう一品、辛味野菜を使ったおかずを用意して食べるとベストです。

一緒に食べるものとしては、**あまり甘くない果物**、**キノコ**、**野菜だと葉もの**、**根**

菜、海草、貝類、みそ、しょうゆがいいですね。

これらには、すべて余分なものを排泄する働きがあるので、卵の食べすぎで陽性に傾いた体を陰性に持っていく効果があります。

●卵の食べすぎを改善すると、体はこう変わる！

①こんもりと盛り上がった肩のあたりがすっきりとヤセます。
②生理痛、生理不順、冷え、セックスレスなどのトラブルが解決していきます。
③子宮や卵巣など女性特有の病気の予防ができます。
④吹き出物が早く消えるようになり、ブツブツが出なくなります。

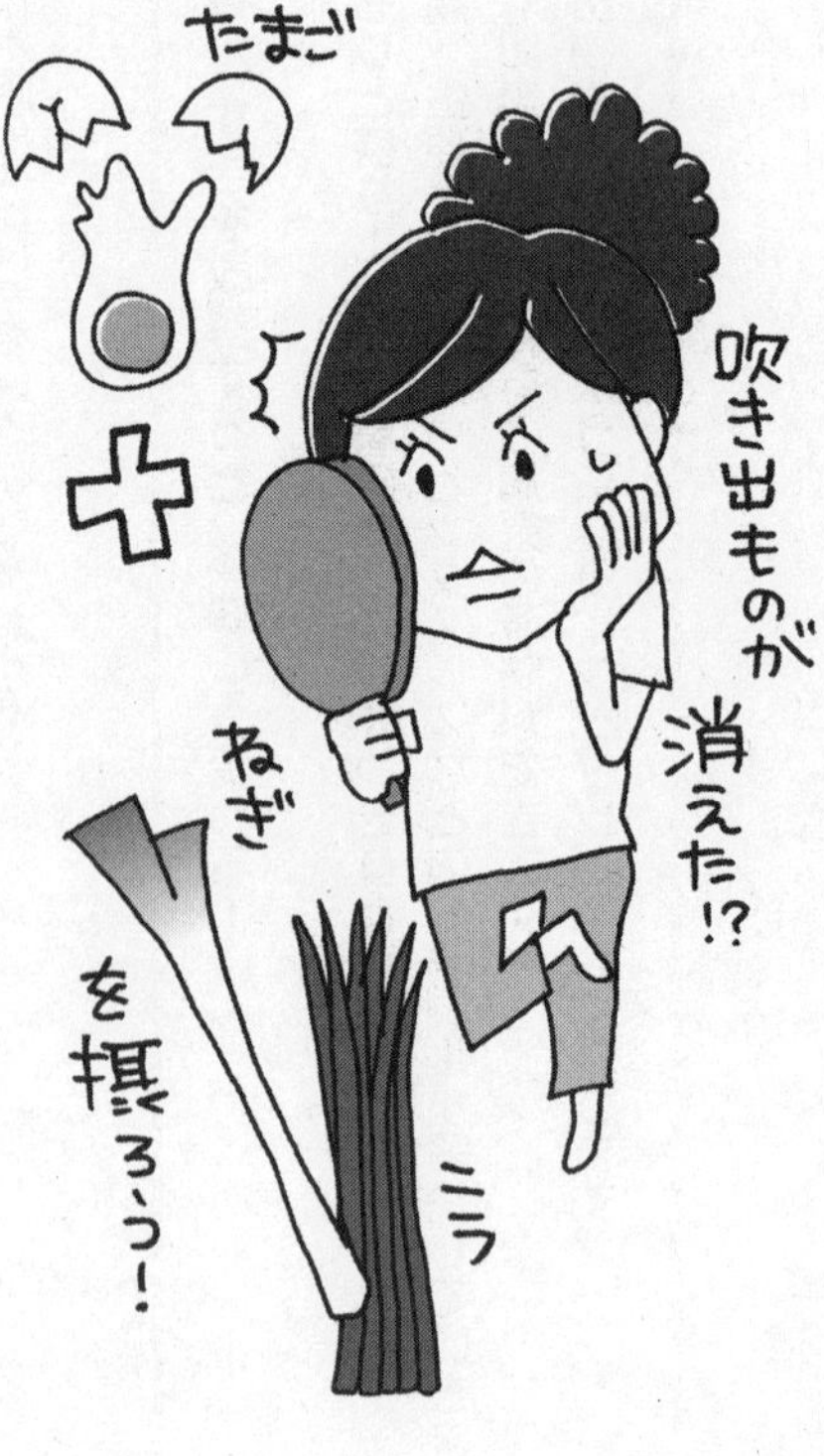
たまご
吹き出ものが消えた!?
ねぎ
ニラ
を摂ろうっ!

食べグセ改善トレーニング

炭水化物を摂りすぎてきた人

ふっくらしたパンを食べすぎると、ふくらんだ体になりやすい

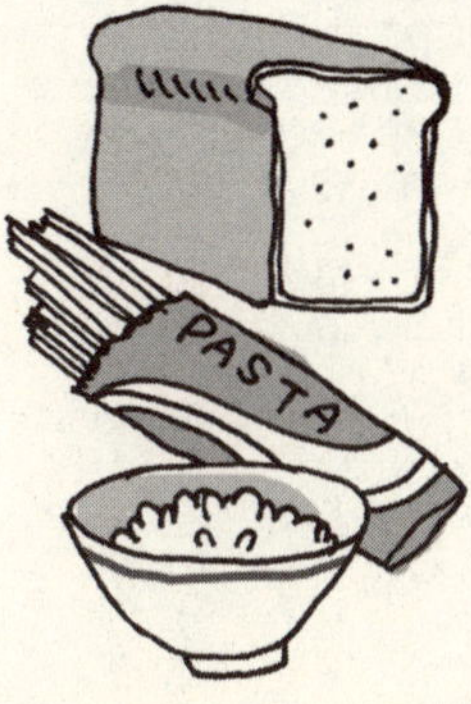

嘘みたいな話ですが、**「人は食べたものに似る」**というのは本当です。ふっくらしたパンやケーキなど、ふくらんだものを食べると、フワフワ、ふっくらとして、ふくらんだ体になっていきます。

その太り方は、脂太りとか固太りとかいうのとは違い、締まりのない脂肪が全身を覆《おお》っているような感じです。

なぜそうなってしまうのかというと、精白した小麦粉を原料とするパンは、砂糖をたっぷり使っていて、吸収が良すぎるからです。そして、すばやく吸収されていくことでエネルギー過剰となり、余分なエネルギーが脂肪となって体に蓄積されていくからです。

※同じ炭水化物でも、太り方はいろいろ

味覚の秋といえば、サツマイモ。女性は特に好きな人が多いですよね。「イモは野菜じゃないの？」と思う方もいらっしゃるでしょうか。南米のほうでは主食として食べられていることからもわかるように、イモは栄養分としては炭水化物なのです。パンと同じく、イモ類も糖分が多いので、体がゆるんで太りやすい食べ物です。特に、サツマイモは糖分が多いので腎臓に負担がかかりやすく、下腹が出てくるようになります。

イモ類に含まれるカリウムは、体を温める作用のあるナトリウムを強力に排泄する働きがあります。そのため、体が冷えて汗が出にくくなり、頻尿や軟便という症状も引き起こします。

イモ類を食べるときは、**昆布**、**ひじき**、**ワカメ**などを一緒に摂るようにしましょう。海草類は、ミネラル（カルシウム、ナトリウム、マグネシウム、カリウム）をバランスよく含んでいて、ナトリウム不足になった体のバランス回復に役立ちます。

同じ炭水化物でも、お米はどれだけ食べても太るということがありません。太ってしまうのは、おかずに脂ものを食べすぎていることが原因です。

おもちはタンパク質なので、太ります。

お赤飯などの「おこわ」ももち米なので、やはり太りやすいようです。

ヤセすぎや、もう少し胸があれば…という方にはおすすめです。

どうせなら「無精白」に変えてみませんか

炭水化物が大好き！　というあなた。それはとても良いことです。なので、同じ炭水化物でも、白米や精白した小麦ではなく**玄米や雑穀米、全粒粉**タイプのものに変えるなどの工夫をしてみてはどうでしょうか。精白していないこれらの炭水化物なら、おかずも脂ものがなくて平気なので無理なくダイエットができます。主食を変えるだけでも、だいぶ違ってきますよ。

玄米をクリーム・シャーベットにして食べてみよう

玄米クリームの作り方

(1)玄米1に対し、水10の割合で炊く。

(2)ゆるゆるの「おかゆ」に炊きあがった玄米を裏ごしする。ミキサーやフードプロセッサーにかけてクリーム状にしてもOK。

(3)味付けにゴマ塩を加えるのもよし、メイプルシロップを加えて甘くしてもよし。

(4)小ぶりの器や製氷皿などに流し込んで冷凍し、ストックしておくこともできる。

玄米クリームは、赤ちゃんにとっては母乳がわり、大人のおやつとしても使えるすぐれた食べ物です。これを食べていると、体力が落ちず、疲れ知らずの元気な状態で活動することができます。

風邪をひいて発熱してしまったときにも、凍ったままの玄米クリームをシャーベットのようにシャリシャリ食べることで、熱を下げることができます。

末期がんの患者さんが食事も喉を通らなくなってしまったとき、玄米クリームを食べて持ち直し、3年以上も玄米クリームだけの食事を続けて、すっかり回復したという実例もあります。

そうした一部始終を見ていた私は、玄米の力のすごさを改めて実感しました。

また、**じゃがいも、玉ねぎ、にんじんなど、スープやシチューの具に適した野菜を食べる**。栄養バランスと陰陽バランスの両方を整える効果があります。ごはんにはお茶ではなくみそ汁がセットなのに、パンのときはコーヒー、ではバランスが良くないですよね。パンを食べるときは必ず、具だくさんのスープやシチューと一緒に摂るようにしましょう。

ただし、じゃがいもは、食べすぎると生理痛を起こしやすいので要注意です。単品に偏るのではなく、どの具もまんべんなく食べていれば問題はありません。

ほかには**ゴボウ、ゴーヤ、フキノトウ、グレープフルーツ、ウナギの肝**のような、苦味のある食べ物や、**大根、玉ねぎ、長ねぎ、ニラ、トウガラシ、にんにく、しょうがなど辛味のある野菜**を摂るのも、小麦タンパクを消す働きがあるのでよいですね。特にうどんはタンパク質が豊富なので、**ミョウガ、あさつき、ネギなどの薬味、大根おろし**などをたっぷり添えて食べましょう。

●炭水化物は陰性でも陽性でもありません

穀物の炭水化物は中庸。どれだけ食べても、陰にも陽にも傾きません。しかし、白米や小麦など精白した穀物は吸収が良すぎるため、エネルギーを脂肪に変えて体にためこむので、そのようなものをたくさん食べている人の場合には、陰性に傾きます。その場合は、海草や魚介類を食べると中和できます。

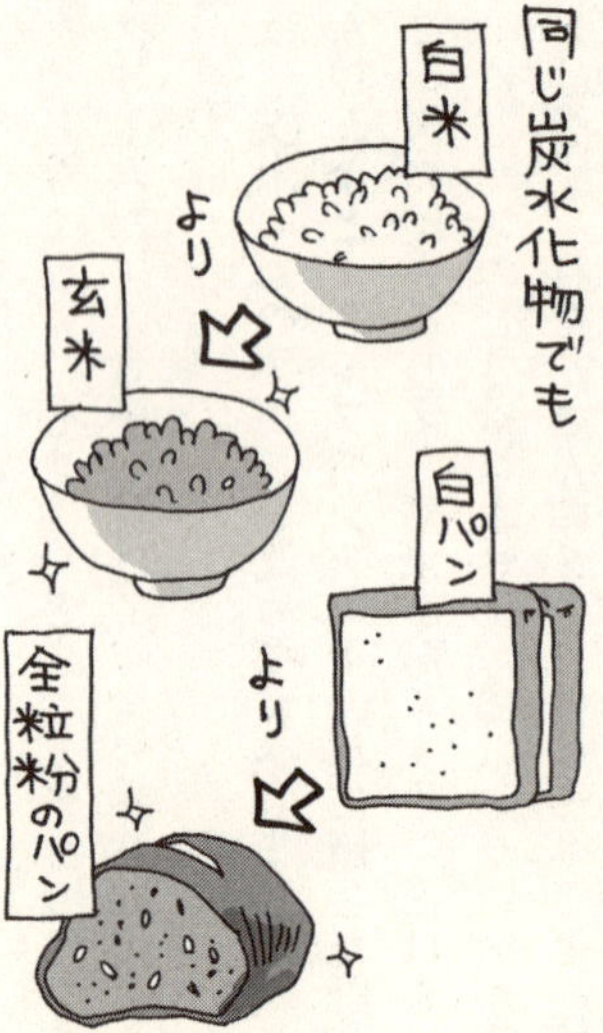

食べグセ改善トレーニング

乳製品を食べすぎてきた人

牛乳やアイスクリームが大好きというあなたへ

乳製品の中でも特に牛乳は体をゆるませる働きがあるので、これを摂りすぎると、陽性・陰性どちらの体質でも、二の腕、お腹、お尻、内臓などがたるんできます。

さらに、バターをたっぷりと使った料理やお菓子、生クリーム、プリン、アイスクリーム、ヨーグルト、カフェオレ、ミルクティー、カフェラテなども大好きということになると、乳脂肪と砂糖の両方を摂りすぎてしまいます。

すると、陽性体質で脂太りだった人もゆるんでふっくらした体型になり、もともと陰性体質だった人はますますゆるんで、ぷよぷよと水太りしていきます。また、脂太りと水太りの両方が混合された太り方をしていく場合もあります。

動物性脂肪と砂糖が合わさることで、女性の場合は生殖器系に影響が出やすく、

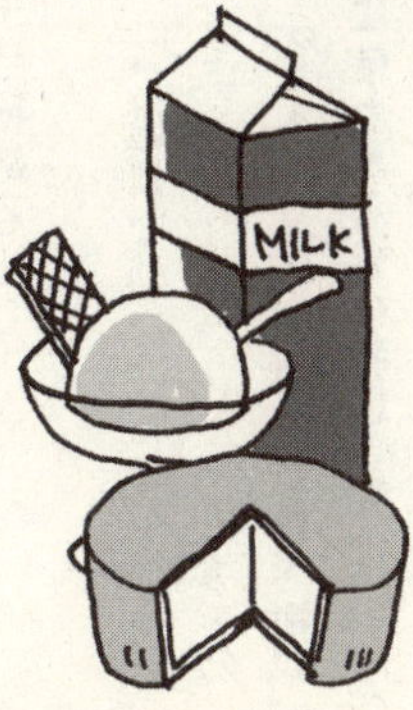

子宮や卵巣などの場所にトラブルが出る危険が高まります。

チーズは発酵食品なので、食べすぎると動物性食品の特性として体の中にかたまりをつくりやすく、乳房や子宮や卵巣などにしこりができてしまうこともあります。

チーズはカルシウム豊富で吸収がよいので健康のためにたくさん食べている、という人も多いかもしれません。けれどチーズは、元来ヨーロッパなどの乾燥地帯で食べられてきたもの。食べすぎると日本人の体質に合わない点もあります。

チーズは栄養食というよりも嗜好品《しこう》と考え、たまに少々食べるくらいのほうがよいでしょう。

乳製品を食べるときは、「シチューの具」で引き締める!

乳製品の摂りすぎでゆるんだ体を引き締めるには、過剰な動物性脂肪を中和し、糖分と水分を外に追い出す食品が効果的です。

じゃがいも、玉ねぎ、にんじんなどスープやシチューの具に使われる食べ物や、**トマト、ピーマン、マッシュルーム**などピザの具に使われる食べ物に中和作用があります。

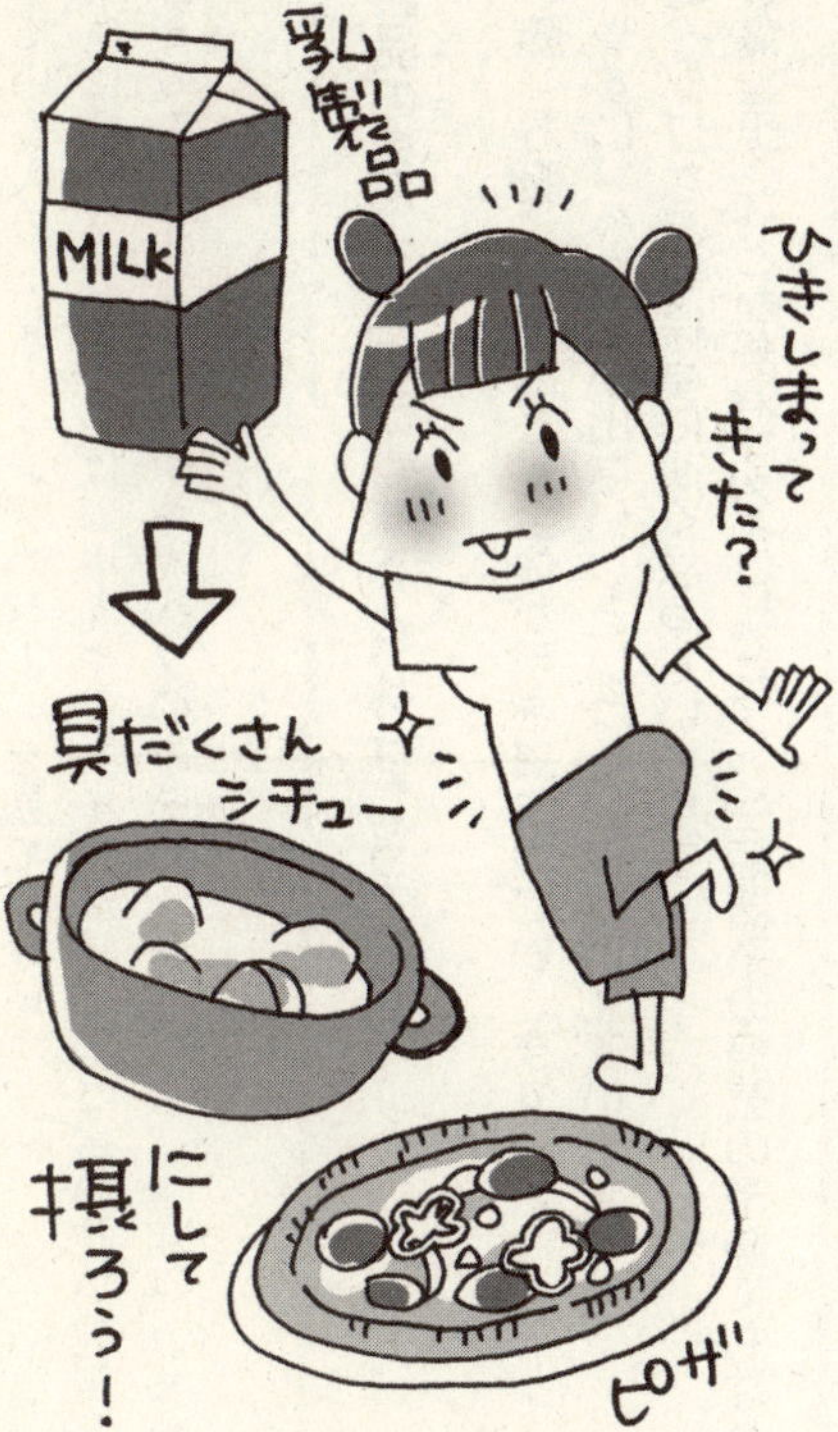
乳製品
MILK
ひきしまってきた？
具だくさんシチュー
ピザ
にして摂ろう！

②甘い乳製品の摂りすぎで陰性に傾いた体を陽性に持っていく食品
乳製品の中でも、チーズやバターなどは脂肪を多く含む陽性の食べ物です。肉を食べすぎている人のトレーニングのページを見て下さい。

体が陰性に傾いてしまうのは、牛乳や、アイスクリームなどの甘い乳製品。**アサリやシジミのみそ汁、玉ねぎやキャベツのみそ汁**を食べると、中和されます。

●乳製品の食べすぎを改善すると、体はこう変わる！

①二の腕、お腹、お尻など、全体が引き締まっていきます。
②疲れやすい、やる気が出ない、といった悩みが消えていきます。
③シミ、シワなども徐々に薄くなっていきます。
④生理痛、冷えなどが解消するだけでなく、生殖器系の病気の予防にもなります。

食べグセ改善トレーニング

豆類を食べすぎてきた人

日本人は豆類やナッツが大好き

日本人は豆好きで、大豆、枝豆、空豆、えんどう豆、黒豆、ウグイス豆など、色とりどりのさまざまな種類の豆をよく食べています。

落花生を食べはじめたら止まらない、ということもよくありますね。特に最近は、若い男性に落花生などのナッツ好きが増えているようです。

その理由はおそらく、砂糖の摂りすぎで神経がナイーブになりすぎていて、「隠れウツ」のような状態になっているからなんですね。体が「なんとかしてよ」と、精神安定の作用があるビタミンBやEを多く含むナッツ類に思わず手を出させているのでしょう。

でも、食べすぎてしまうと、卵の食べすぎと同じことになり、さまざまな悪影響

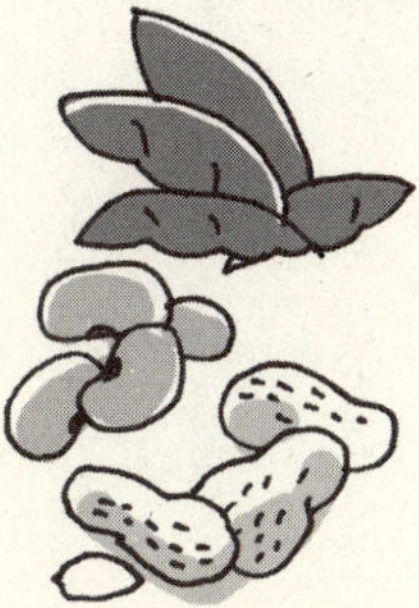

が出てきます。

男性の場合でいうと、30代の若さでオシッコのキレが悪いというようなことになっていきます。

女性の場合も、豆や卵の食べすぎは生理痛や生理不順、子宮や卵巣の病気など、女性特有の健康トラブルにつながってしまいます。

また、豆類は食べすぎると白い吹き出物が出やすくなります。そこに砂糖などの甘いものが加わると、炎症を起こして赤いブツブツになっていきます。

ヘルシーなつもりで摂りすぎに！ 大豆製品

大豆に含まれるイソフラボンが女性ホルモンのエストロゲンと似たような働きをすることから、積極的に食べているという人は多いでしょう。

けれど、イソフラボンは卵巣や子宮や乳房など女性特有の器官に強い影響を及ぼす、がんなどの病気を引き起こす危険も持っています。

日本人はみそやしょうゆなど大豆製品を食べる機会が多いので、豆類はもう十分です。豆乳、豆腐、納豆などの食べすぎはかえって害になることがあるのです。

※スナック豆には油と塩と砂糖がいっぱい！

ピーナッツ、マカデミアナッツなどのナッツ類は、植物性脂肪を多く含む高カロリー食品です。その上、さらに油で加工していたり、砂糖や塩や化学調味料で味付けされている場合がほとんどです。

砂糖も塩も、精製されたものは吸収が良すぎるため、腎臓や肝臓に大きな負担がかかります。また、水分循環がスムーズにいかなくなって水太りしやすくなります。

話はちょっとそれますが、日本は海に囲まれているので、本来なら海の塩がもっと普及していていいはずですね。

しかし製鉄業の振興とともに自然の塩田をつぶしてしまい、化学的に処理した精製塩が国によって専売されるという仕組みになってしまいました。

それでも、摂る塩の質が良くなると、腎臓や肝臓など内臓にかかる負担がぐっと軽減されます。民間の塩田でつくられた自然の海の塩がスーパーやデパートなどで販売されています。体の水ハケも良くなって、太りにくい体になっていきますので、ぜひさがして活用してみてください。

※植物性タンパク質の過剰を抑える「辛味野菜」と「海草」の力

植物性タンパク質の過剰を抑えてバランスをとる食べ物や、植物性脂肪を分解するものを食べましょう。**大根、玉ねぎ、ニラ、トウガラシ、にんにく、しょうがなどの辛味野菜、ワカメやひじき、昆布などの海草類、柑橘系のフルーツ、梅干し、酢**など。

昆布はだし汁から摂ってもいいですね。また、柑橘系にかぎらず、果物全般も効果があります。科学調味料塩の摂りすぎで固くなった体と心を少しゆるめる効果がありますが、果物の食べすぎは糖分と水分の過剰を招きますから、あくまでも少量、がポイントです。

豆類を摂りすぎて陰性に傾いた体は、海草で陽性に調和させましょう。豆類の中でも、大豆はネギなどの辛味野菜がタンパク分解の手助けをするのでおすすめです。

●豆類の食べすぎを改善すると、体はこう変わる！

①たるみがなくなり、全身が引き締まってきます。
②吹き出物、かかとのガサガサなど、美容トラブルが解決します。
③生理痛や生理不順、子宮や卵巣など女性特有の病気の予防になります。

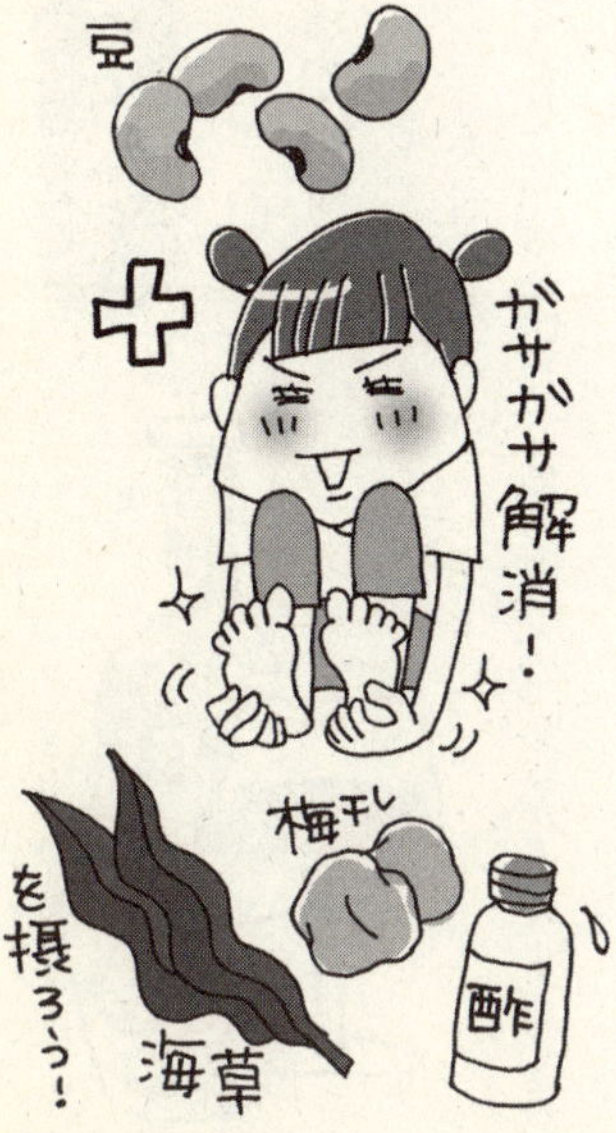

食べグセ改善トレーニング

お酒を飲みすぎてきた人

※酒は砂糖と同じ性質を持っている

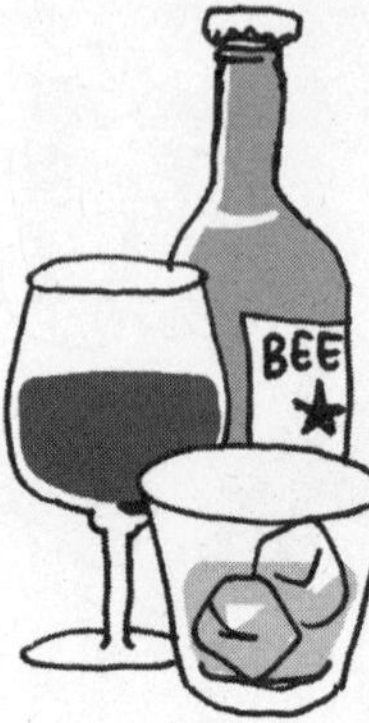

ビール、ワイン、ウイスキー、日本酒など、お酒というものはすべて、精製された砂糖と同じで体の中での吸収がものすごく良く、だから酔うのです。

飲まずにいられなくなる、という習慣性がある点も砂糖と同じですね。

お酒も砂糖も、適度に摂るぶんには良い気分転換になりますが、摂りすぎるとかえって気分が鬱々としてきます。ある日突然キレてしまったり、「あんなに優しい人がなぜ」というような、おとなしい人が怒りを爆発することもあります。こういう点でも、お酒と砂糖の作用は同じ部類に入ります。

砂糖を摂りすぎると体がゆるみ、水分過剰になってむくんだり、水太りしやすくなりますが、それと同様に飲酒も、むくみや水太りの原因になります。

酒量を減らしたいなら、まずは「肉」から減らす作戦を

肉を食べる量を減らすことが大切です。

お酒をやめたいな、もう少し減らしたいなと思うときには、塩味を薄めにしたり、お肉をいっぱい食べると体がカッカと熱く燃え、その熱を少し冷やしたいという欲求から、水気の多いものを口にするようになっていきます。

ビール、ワイン、ウイスキーなども水分の一種で、しかも習慣性がありますから、お酒が飲める人は水よりもお酒のほうへ、つい手が伸びてしまうわけです。

肉や魚を毎回食べていると、欲求のもとになっているものが変わらないので、お酒を飲まずにいることはむずかしいでしょう。

3日でよいので、まずはお肉や魚をやめてみるとかして、体の欲求のもとを少し減らしておき、それからお酒の量をコントロールしていくほうがやりやすいと思います。

※「おつまみ」にひと工夫！ でお酒だってOK

酒好きの人は、一緒に食べるつまみを工夫することで、食べグセを改善しましょう。**大根、玉ねぎ、長ねぎ、ニラ、トウガラシ、にんにく、しょうが**などの辛味野菜は、発汗と利尿効果があるので、体内にたまっている糖分と水分を追い出すのに効果的です。

魚の内臓、貝類、海草類、みそ、しょうゆなど塩辛いもの、酢など酸味のあるものは、腎臓と肝臓の働きを守る効果があります。居酒屋によくあるイカの塩辛、ぬた、ワカメの酢の物などの肴《さかな》は、酒飲みの人の体のことをよく考えてつくられた食べ物で、これらを食べるとお酒の毒を消して体調をリセットしやすくなります。

ワインを飲むときはつまみも洋風にアレンジして、魚介類のマリネなどを食べるといいですね。

ビール好きな人におすすめなのは**シャキシャキした玉ねぎとキムチ**です。

これらの食品は、肺と大腸の働きを守ってくれます。ビールの苦味は肺と大腸の働きを弱めるので、一緒に摂るといいですね。

翌朝「ああ、飲みすぎた」と、疲労感や脱力感が強いときは、貝類がおすすめ。**シジミやアサリのみそ汁**を飲むと、お酒の飲みすぎで陰性に傾いた体を陽性に持っていく効果があります。**おでん**にも同様の効果があり、しょうゆ、魚のすり身、昆布、大根などが一気に摂れるので、利尿しながら足りないものを補うことができます。二日酔いのときはみかんなど柑橘類がとても良いですよ。

●お酒の飲みすぎを改善すると、体はこう変わる！

①むくみ、水太りが解消します。

②気分がふさぎこむことがなくなり、疲労感もなくなります

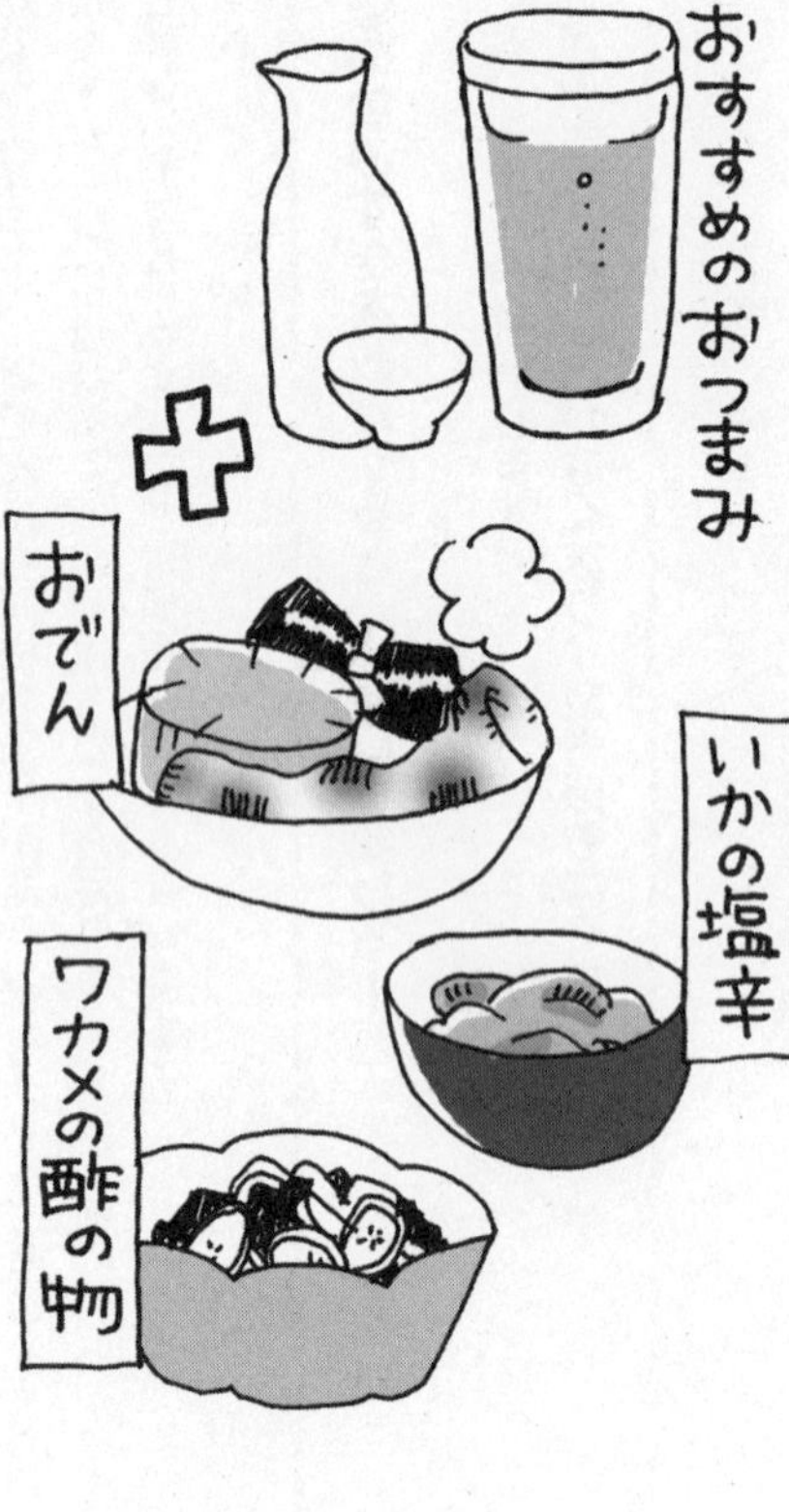
おすすめのおつまみ
おでん
いかの塩辛
ワカメの酢の物

食べグセ改善トレーニング

水分を摂りすぎてきた人

いつも飲み物が手放せないあなたへ

しょっちゅう水分を摂りたくなるのはなぜかというと、肉や油の摂りすぎで体が熱くなっていて、少し熱を冷ましたいと体が要求しているからです。

体がほしがっているのに、むやみに水分摂取量は減らせません。まずは肉と油を摂る量を少なくし、それから水分量の調整をはかっていきましょう。

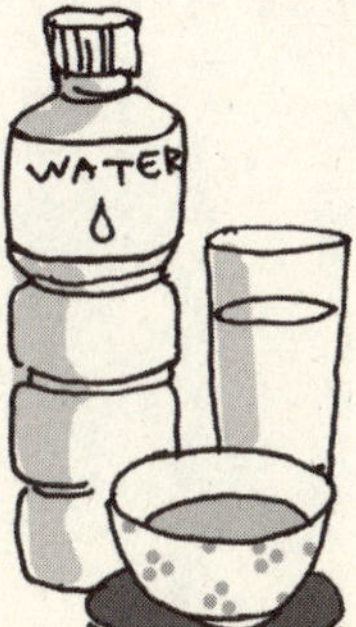

ミネラルウォーター、緑茶、コーヒー、紅茶、ジュース…水分の上手な摂り方

清涼飲料水やジュースは糖分が多量に含まれ、飲みすぎると確実に太ります。では、砂糖抜きのコーヒーやお茶ならいいかというと、実はそうでもないのです。

味のついている飲み物はどれも、それぞれの性質を持っています。

例えば、緑茶には強い利尿作用があり、オシッコが出ると体は冷えます。魚を食べた後に緑茶を一杯飲む、たまに肉を食べた後にコーヒーを一杯飲むくらいなら問題ありませんが、毎日何杯も飲み続けていると、体は冷え性になっていきます。

そのほか麦茶、ウーロン茶、玄米茶、ハーブティーなども、それぞれ甘味・苦味・渋味などの働きがあるので、体の陰陽バランスが崩れることもよくあります。

そういう力を持っていないのは唯一、水だけです。

水道水は浄水器を通してから飲む

水道水を飲むときは、浄水器を通したり、活性炭フィルターを通した水をボトルなどに入れ、汲み置きしておいたものを飲むようにするとよいでしょう。

広口ボトルやポットの中に炭を入れておくだけでもいいと思います。炭は、水道水に含まれるさまざまな化学物質を吸着してくれます。

ただ、塩素を取った水道水を何日も汲み置きしておくと、雑菌が繁殖しやすくなります。毎晩、翌日に飲むぶんだけ汲み置きしておくというやり方がおすすめです。

天然果汁のジュースでも本当にヤセられる？

陽性体質で体が冷えていない人の場合は、酸味のある果汁を適度に飲むことで脂肪が消え、ダイエット効果を高めることができます。

けれど、たとえば毎日コップ1杯のオレンジジュースを飲むと、6~7個のオレンジを連日摂っているのと同じこと、今度は逆に、オレンジの糖分で虫歯ができたり水太りするという結果になってしまいます。飲むのはコップに半分程度の量に。

上手に水分を排出する「小豆」のゆで汁パワー

体内にたまっている余分な水分を追い出す食べ物といえば、**小豆のゆで汁、おかゆ**は体を冷やさずに利尿する効果があります。また、**ゴボウ、ゴーヤ、フキノトウ、ウド、グレープフルーツ**など、野菜や果物の中でも苦味があるもの、**焼き魚の内臓、野菜・パン・ごはんのおこげ、鉄火みそ、ビール、玄米を煎った穀物コーヒー、タンポポコーヒー、みそ焼きおにぎり**など、「苦味」があるもの。苦味には体の湿り気を乾かす働きがあるので、よけいな水分を追い出してくれます。

●水分の摂りすぎを改善すると、体はこう変わる!

①むくみが取れ、体が軽く感じられるようになります。
②全身の水太りが解消され、顔も小顔になります。
③冷え性、頻尿が改善されます。

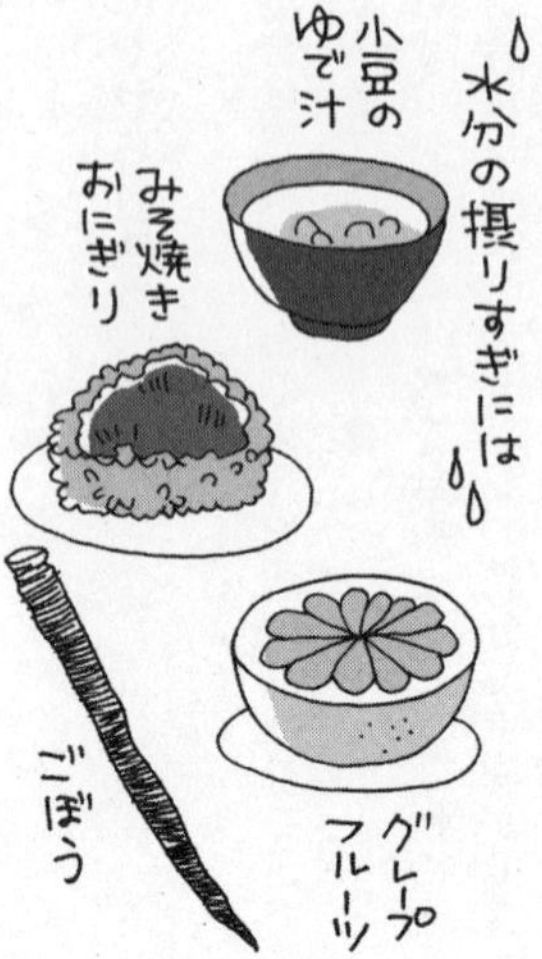
水分の摂りすぎには
小豆のゆで汁
みそ焼きおにぎり
ごぼう
グレープフルーツ

食べグセ改善トレーニング

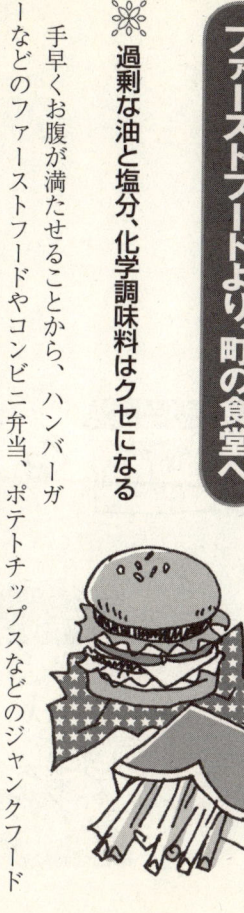

ファーストフードより、町の食堂へ

過剰な油と塩分、化学調味料はクセになる

手早くお腹が満たせることから、ハンバーガーなどのファーストフードやコンビニ弁当、ポテトチップスなどのジャンクフードをつい食べてしまう。体に良くないとわかっていても、なぜかあの味がクセになってしまった、ということはありませんか。

クセになってしまう理由は、過剰な油と塩分、化学調味料に習慣性があるからです。これらの成分は腸内細菌のバランスを壊し、肥満や肌荒れの原因となります。

また、保存料や着色料などの添加物は、汗や尿などと一緒に排泄されにくく、体にたまっていく一方です。確実に毒消しができる対処法は何もないのですから、食べないことがいちばんです。

ファーストフードやコンビニ弁当よりも、町の小さなそば屋さんや和食のお店で手作りの温かい料理を食べるほうが、何倍もおいしく、体にもいいですね。

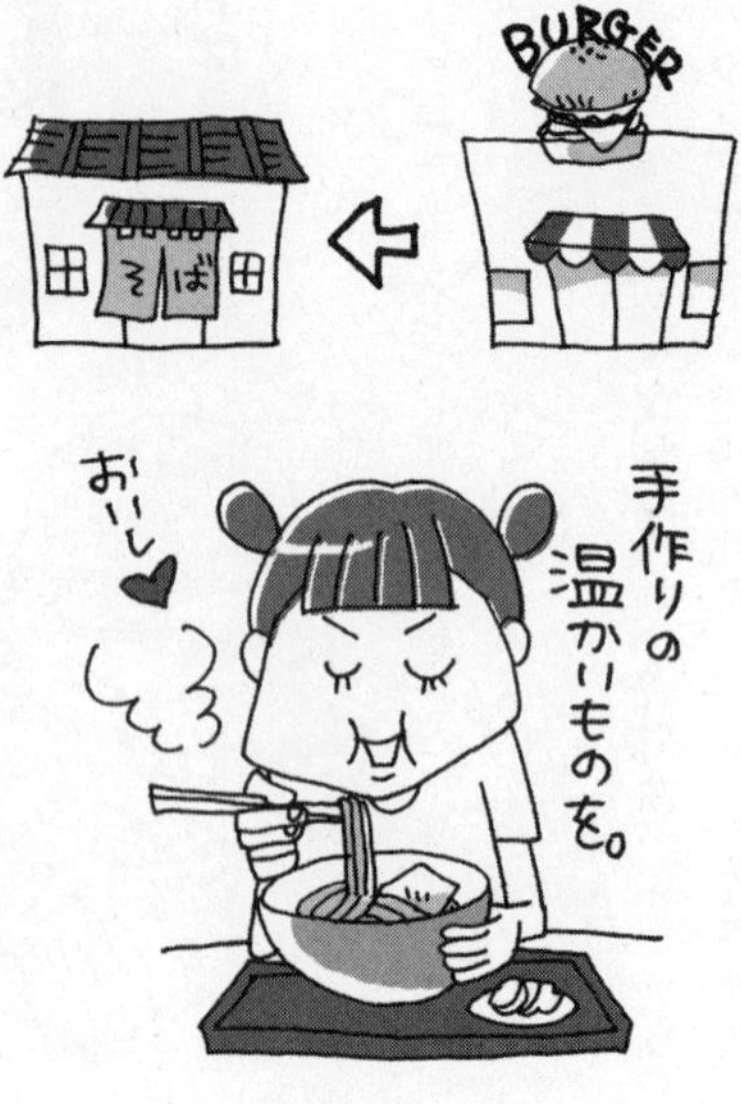

食べグセ改善トレーニング

ダイエット食品と上手につきあう

本当に栄養満点？　間違いだらけのダイエット食品

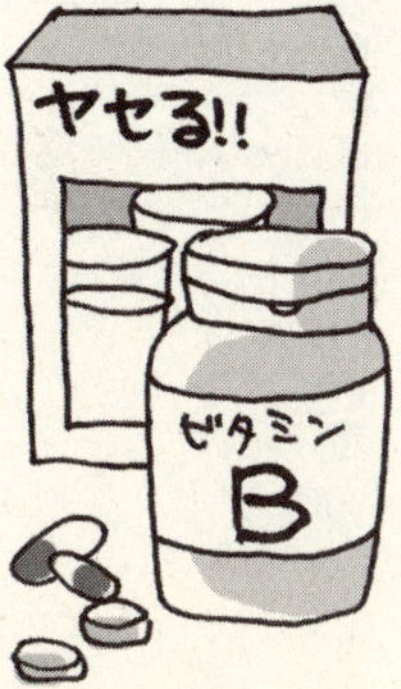

「お腹いっぱいに食べてもやせます」「科学的に栄養バランスを整えました」というのが売り文句のダイエット食品。本当に多種多様な商品があり、とっかえひっかえ新しい商品が登場してきますが、実際のところ、そういう手軽なダイエット食品で健康的に美しくヤセることができるのでしょうか。

栄養素のある一部だけを取り出して濃縮したものは、効果を期待できますが、反対に危険も持ち合わせています。また、次々に新しいものが出るということは、それだけの効果がなかったということの裏返しであるかもしれませんね。

同じ栄養を摂るのであれば、ぜひ本物の食べ物からをおすすめします。自然の食べ物に勝る栄養はありませんよ。

❋玄米ほどすぐれたダイエット食はありません

これまで述べてきたように、玄米を中心とした穀物菜食ほどすぐれたダイエットメニューはありません。玄米を主食とし、自分の体質に合った食材を使ったおかずや汁物を食べていくことで、健康的に引き締まった体になっていきます。

もちろん、何かの宣伝のために言っているわけではありません。たくさんの方々の食事指導をしてきて、玄米を食べることで人間の体がそんな風に変わっていくかということを、つぶさに見てきましたその結果、確信をもってそう言えるのです。

❋サプリメントの長所と短所

栄養補助食品サプリメントの良いところは、各種ビタミンやミネラルなど、必要な栄養素を手軽に大量に摂れるという点です。

しかしサプリメントは自然の食品と違い、成分が吸収される際に必要なブレーキがついていないため、必要以上に摂りすぎてしまうという欠点があります。

たとえば、ビタミンCが体に必要だからといって、その成分ばかり過剰に摂っていたのでは、全体のバランスが崩れてしまいます。過剰分は汗や尿と一緒に排泄されるといっても、体に負担をかけてしまうということに変わりはありません。

一方、ビタミンAは体に蓄積していくビタミンなので、摂りすぎは良くないと、サプリメント先進国のアメリカでも問題視されはじめています。

その点、自然の食べ物は、たとえばリンゴやキュウリなどは中身と皮では正反対の性質を持っていて、皮ごと全部を食べることで、栄養素を消化吸収するアクセルとブレーキの関係の微妙な調整が自然となされていきます。

また玄米は、人間の体が必要とする栄養素をほぼ完璧に近いバランスで含有しているうえ、穀物の皮の部分から身まで丸ごと食べることになるので、アクセルとブレーキの調整は自ずとついてきます。

サプリメントを何十種類も摂取するよりも、ずっと手軽で効率的だと思うのです。

健康的にダイエットしていくためには、〝本物〟の食べ物を上手に食べることが一番の近道でしょう。

「上手に」というのは、それぞれの食べ物に含まれる栄養素やカロリーのことだけでなく、旬の時期はいつなのか、発汗や利尿作用など、どんな働きがあるのかを知り、自分の体質に合った組み合わせを工夫して食べていくことです。

私たちが日頃よく口にするさまざまな食べ物の旬の時期、どんな働きがあるのかについて、ひと目でわかる一覧表を巻末につけてあります。そちらを参考にしながら、健康的なダイエットをしていってください。

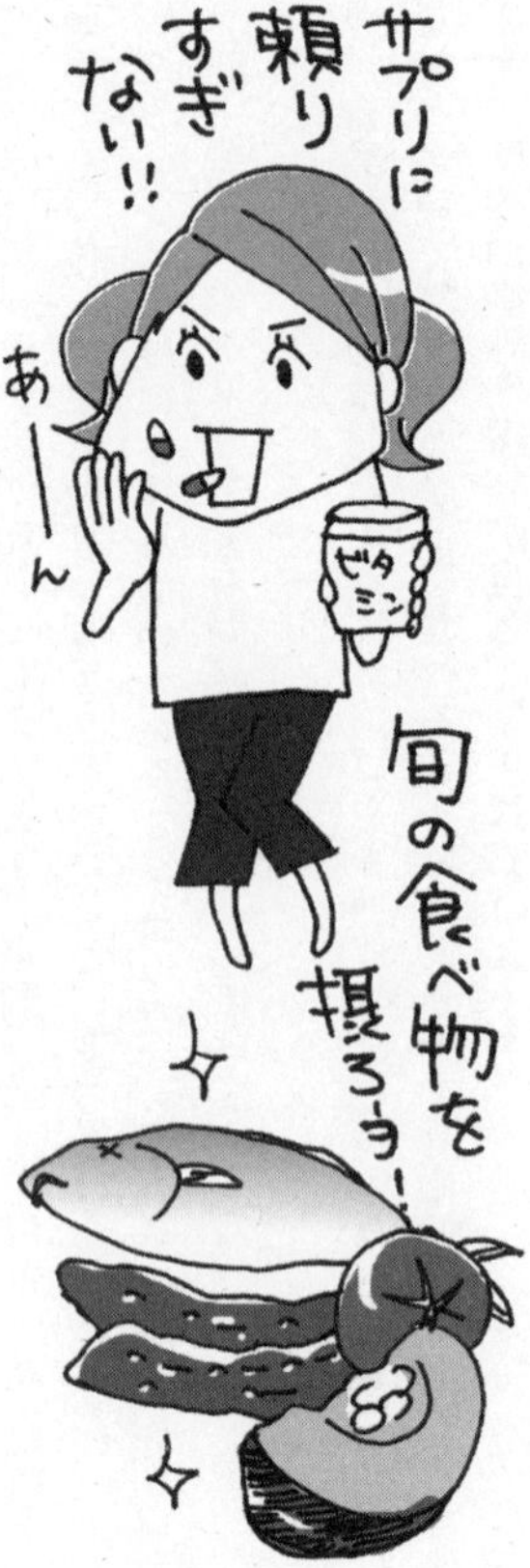
サプリに頼りすぎない!!
あーーん
ビタミン
旬の食べ物を摂ろう!

4章

「食べグセ」を直したら、きれいもおまけについてきた！

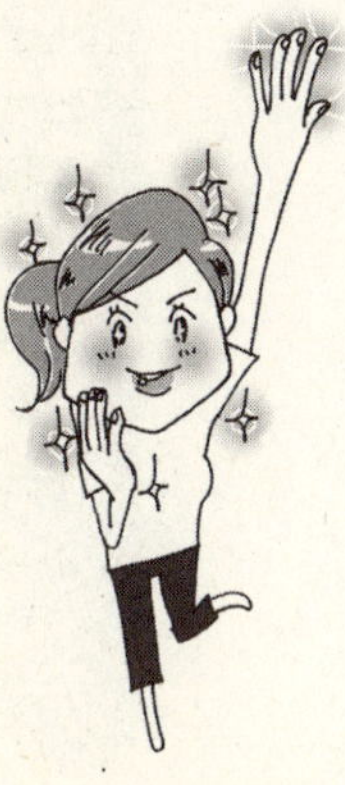

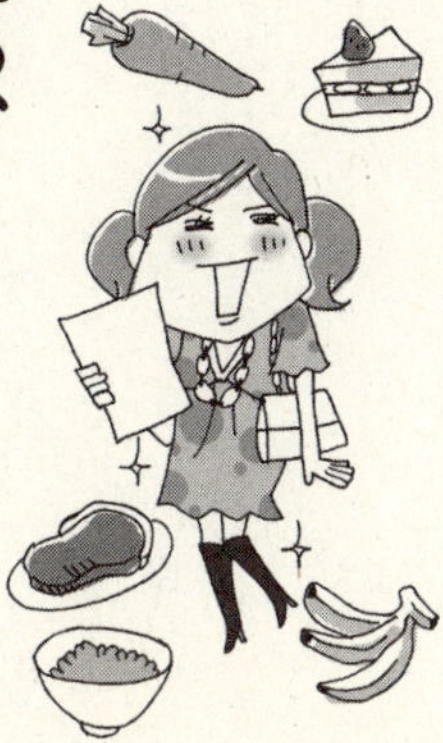

「食べグセ」を直すと、髪、爪、顔もきれいになる！

※髪にも、あなたの食べたものが現れている

食べグセを直すと、ヤセるだけでなく美容にもうれしい効果がたくさんあります。本書のメインテーマであるダイエットからちょっと外れますが、女性にとって気になる美容の話題をつけ加えてみましょう。

髪の美容と健康状態にトラブルがあるときは、タンパク質、脂肪、ミネラルといった栄養バランスだけでなく、陰陽バランスが崩れていることが多いものです。ツヤ、ハリ、コシがあって美しく輝く髪のために、ぜひ摂ってほしい食品と避けたい食品を、陰陽五行に基づいてリストアップしました。参考にしてください。

①パサつく

良質の陰性食品（野菜）とミネラル成分が不足しているとパサつきます。

・**摂りたい食品**＝色の濃い緑黄色野菜、リンゴや柑橘類も時々食べると効果的。昆布などの海草類、ゴマ（少量でOK）はできるだけ毎日摂りたい食品。
・**避けたい食品**＝コーヒー、甘いもの、揚げ物、脂たっぷりで味の濃い料理。

②ベトベト脂っぽい

なんとなく髪がベトつく…そんなときは肉や魚の脂、調理油を摂りすぎていないでしょうか。

・**摂りたい食品**＝しいたけ・しめじ・まいたけなどのキノコ類、大根、しょうが、みかんなどの柑橘類。
・**避けたい食品**＝牛乳・チーズなどの乳製品、卵、肉、赤身の魚。

③フケが多い

動物性食品＋乳製品＋パンなどの小麦製品が多い食事で、それに甘いものが加わると、えり足や肩はフケで真っ白に…。

・**摂りたい食品**＝ゴボウ、玉ねぎ、しょうが、大根、リンゴ。
・**避けたい食品**＝乳製品、パン、調理油、ナッツ、甘いもの。

④枝毛・切れ毛

陰性の食品は、体の塩分を外に出す働きを持っています。また、体も気持ちもゆるめ、細胞を広げたり分裂させたりする作用により、枝毛をつくりだしていきます。

・**摂りたい食品**＝昆布、ワカメ、のり、岩のり、ふのりなどの海草類、ゴマ、大根、しょうが、玉ねぎ、長ねぎ。

・**避けたい食品**＝甘いもの、辛いもの、カフェイン、果物など。

⑤くせ毛

黒いくせ毛の場合は、体が陰性に傾いています。

赤毛や茶色のくせ毛の場合は、体が陽性に傾いています。食事を変えればすぐにくせ毛が直るというわけではないので、気長に続けていきましょう。

・**摂りたい食品**＝黒いくせ毛の場合は、根菜類と海草類。赤毛や茶色のくせ毛の場合は、青菜がおすすめ。

・**避けたい食品**＝黒いくせ毛の場合は、イモ類などの炭水化物と果物。

赤毛や茶色のくせ毛の場合は、動物性の油脂と塩気の多い食べ物、よく煮込んだ料理も避けたほうが無難。

⑥抜け毛

前頭部から薄くなるのは、甘いもの、辛いもの、揚げ物。水分の摂りすぎで細胞がふくらみ、抜け毛の原因となっています。

頭頂部が薄くなるのは、肉・卵・乳製品など陽性な動物性食品の脂肪が原因。特に、辛いものやお酒をとりすぎた翌日は驚くほど抜け毛が増えるので要注意。

・**摂りたい食品**＝ワカメ、昆布、のり、岩のり、ふのり、大根、しょうが、玉ねぎ、長ねぎ。

・**避けたい食品**＝甘いもの、脂っこい食べ物、動物性の脂肪、果物、香辛料。

⑦白髪

体が陽性に傾いている、または逆に、陰性食品の摂りすぎによっても髪のメラニン色素が抜け、白髪になることがあります。また、血液の状態がドロドロだと若白髪になります。

・**摂りたい食品**＝陽性で白髪の人の場合は、緑黄色野菜、小豆、大根、黒豆、柑橘類がおすすめ。陰性で白髪の人の場合は、ひじき、昆布、ゴマ、黒豆がおすすめ。

・**避けたい食品**＝体が陽性で白髪の場合は、塩分が多くて味付けの濃い食品、肉、油脂。体が陰性で白髪の場合は、コーヒー、甘いもの。

⑧寝ぐせがつきやすい

お酒、甘いもの、果物など陰性の強い飲食物を摂りすぎた翌朝は、髪に寝ぐせがつきやすくなります。髪がからんだり、かたまりになってクシ通りが悪いのは、塩気の摂りすぎが原因です。

・**摂りたい食品**＝髪がピンと立つ場合は、海藻がおすすめ。からんだり、かたまりになってしまう髪には、小豆、ウリ科の野菜がおすすめ。

・**避けたい食品**＝髪がピンと立つ場合は、チョコレートとお酒を控えて。髪がからんだり、かたまりになってしまう場合は、塩分を控えめに。

爪のトラブルは内臓からのSOS信号

爪に現れるさまざまな美容トラブルは、食べグセが原因となって起こる臓器の不調を表しています。SOS信号を見逃さずに、早めに対処していきましょう。それが美しい爪を保つ秘訣であり、ひいては体の健康を守ることにもつながります。

ちなみに、指と内臓には深い関連性があり、手の指の場合でいうと、親指＝肺、人差し指＝大腸、中指＝循環器系、薬指＝ホルモン、小指＝心臓というように、それぞれの指と内臓が対応しあっています。

①タテに線が出る

塩分の摂りすぎ、野菜不足が原因で、爪にタテ線が出ます。肝臓や腎臓の働きが弱っているサインでもあります。

・**摂りたい食品**＝梅肉エキス、酸味のきいた果物、あんず、ゴマ、くるみなどのナッツ類（料理に少し加えるぐらいが適量です）。

・**避けたい食品**＝塩辛い食べ物。

②横に筋が出る

炭水化物と塩分の摂りすぎ。豆類など良質なタンパク質と油脂の不足が原因。精神的に不安定になったり、不眠、便秘などが引き起こされることも。

・**摂りたい食品**＝主食のごはんをたくさん食べて、おかずは少なめ、みそ汁をきちんと摂りましょう。

・**避けたい食品**＝外食、できあいのお惣菜やお弁当、ファーストフードなど。

③白い点が出る

砂糖、アルコール類など糖分の摂りすぎ。不眠、生理痛、経血が増えるなどの症状を引き起こします。

・**摂りたい食品**＝昆布、ひじき、梅干し。病的な症状がある場合は、桜エビ、ちりめんじゃこ、シジミ、アサリなどを少量摂ることもおすすめです。

・**避けたい食品**＝甘いもの、果物、カフェイン、お酒。

④爪が反っている

糖分を摂りすぎると爪が薄く、反りやすくなります。心臓などの循環器系、肝臓、腎臓、生殖器が弱くなり、貧血症を起こす場合があります。

・**摂りたい食品**＝梅干し、昆布、ワカメ、ひじき、春菊、玉ねぎ、大根、里芋、ゴボウ。

・**避けたい食品**＝ケーキ、アイスクリームなどの甘いお菓子、砂糖を使った食品。糖分の多い果物。

⑤巻き爪

過剰な塩分、または酢や動物性食品の摂取により、爪が締まって内側に巻くことがあります。こうなっているときは、肝臓と胆嚢《たんのう》が不調です。

・**摂りたい食品**=玉ねぎ、大根、ゴボウ、とうもろこし、そば、里芋、小豆、かぼちゃ、じゃがいも、しいたけ。
・**避けたい食品**=塩分の強い食事、お酢の常用、肉や魚の摂りすぎ。

⑥爪が欠ける・はがれる・分離する

陰性の飲食物が原因。循環器、肝臓、生殖器、神経系の不調をあらわすサインでもあります。
・**摂りたい食品**=昆布、ひじき、梅干し。病的な症状がある場合は、桜エビ、ちりめんじゃこ、シジミ、アサリを少量。
・**避けたい食品**=共通して、甘いものや果物は控えるほうがよい。

⑦爪が剥離する

ミネラル不足。爪が剥離《はくり》している状態を放っておくと、消化不良でお腹が張る(ガスが出る)、疲れやすい、生理不順、憂うつ、不眠症などを引き起こします。
・**摂りたい食品**=梅干し、加熱したリンゴ、ゆず、レモン、大根、里芋、ゴボウ、海草類。
・**避けたい食品**=甘い果物、砂糖、清涼飲料水など。

⑧白い半月が小さい、またはない

体の冷えにより新陳代謝が悪くなっている状態。特に半月が小さくなっている指と関連する内臓の代謝が落ちています。

・**摂りたい食品**＝豆類など良質のタンパク質と脂肪、ミネラル豊富な海草類。玄米を主食とし、おかずは少なめに、みそ汁や海草スープは毎食欠かさないこと。

・**避けたい食品**＝砂糖、精白米、精白パンなど。

顔だちまで美しく大変身！

目・鼻・唇といった顔のパーツも、毎日食べたり飲んだりしているものによって、次第に大きさや形が変わっていきます。ここでは、望診法の初心者でも適切な判断と対処をすることができる事例をピックアップしてみました。

①鼻の毛穴が開いている

肉（特に鶏肉）、卵、チーズなどの動物性食品が好きな人は、香辛料の効いた味付けのものや、お酒が、お酒が苦手な人は甘いものや果物などがほしくなり、毎日食べたり飲んだりしているでしょう。これらの飲食は発汗を促進しますので、次第に毛穴が開いてきます。また、動物性の脂肪がたまって、毛穴が黒ずんできます。

・**摂りたい食品**＝毛穴を引き締めるために、かぶ、ゴボウ、玉ねぎ。毛穴にたまった動物性脂肪をとかすために、大根、しょうが、乾燥キノコ（少量でよい）がおすすめ。

・**避けたい食品**＝お酒、香辛料、熱帯の果物、砂糖、肉（特に鶏肉）、卵、チーズ。

②目の下がふくらんでいる

陰性の人の場合は、水分・果物・甘いものの摂りすぎが原因。

陽性の人の場合は、脂肪の多い食事が原因。

いずれの場合も、古塩（動物性食品に含まれるナトリウムが体にたまったもの）ができやすくなります。また、腎臓や膀胱《ぼうこう》などの排泄機能がうまく働かなくなってしまうために、目の下に粘液や脂肪がたまりやすくなるのです。

・**摂りたい食品**＝切り干し大根、白菜、しいたけ、粘りのある食品（長芋・里芋・とろろ）。

・**避けたい食品**＝陰性の人の場合は、甘いもの、果物、ジュース。陽性の人の場合は、肉、乳製品、脂肪、糖分、精白小麦粉など。

③目の下にクマが出ている

寝不足のときや疲れがたまっているとき、腎臓が弱っているときにも、目の下にクマが出ます。果物やジュース、甘いお菓子、塩分の摂りすぎが原因となっている場合や、医薬品・化学薬品などの摂取によってクマが出ることもあります。

・**摂りたい食品**＝昆布、ひじき、梅干し。病的な症状がある場合は、カキ、イカなどを少量、一時的に摂ることで快方へ向かいます。

・**避けたい食品**＝果物、ジュース、甘いお菓子、過剰な塩分。

④目が充血しやすい

動物性の脂肪、アルコール類、甘いものを摂りすぎて毛細血管がふくらむと、目が充血しやすくなります。血液のかたまりが見えることもあります。

・**摂りたい食品**＝肉や魚を食べることが多い人の場合は、ゴーヤ、ピーマン、ゴボウ、青じそ、セロリ、パセリなど。甘いものや辛いもの、果物を食べることが多い人の場合は、かぶ、ゴボウ、玉ねぎがおすすめ。

・**避けたい食品**＝脂肪分の多い肉や魚、アルコール類、甘いもの、香辛料。

⑤白目が黄色く濁っている

肉や乳製品など、動物性脂肪の摂りすぎが考えられます。

- **摂りたい食品**＝緑の野菜、大根、じゃがいも、酢（陰性が強いので、体調を見ながら適度に）。
- **避けたい食品**＝肉、卵、乳製品など、すべての動物性食品、甘いもの、アルコール類。

⑥唇が乾燥して荒れる

唇に限らず、手の平や指先などはいつも適度に湿っているのが健康的。乾きすぎているということは、肉や脂など陽性の食べ物を摂りすぎて体が熱くなり、その熱を冷やす陰性の野菜が不足しているからです。

- **摂りたい食品**＝辛味野菜（玉ねぎ、大根、にんにく、ニラなど）、リンゴ、みかんなどの柑橘類、キャベツ、山芋、里芋、きくらげ。
- **避けたい食品**＝肉や魚、脂の多いもの、アルコール類、甘いもの。

⑦下唇に縦ジワが多い

陽性の食品（肉、魚、チーズ、バター、卵など）、塩漬け肉、漬け物の摂りすぎで、大腸あるいは生殖器の機能や生殖ホルモンが衰えていることが原因のようです。

・**摂りたい食品**＝菜の花、大根、ねぎ、しょうが。

・**避けたい食品**＝肉や魚、チーズ、バター、卵、塩漬け肉、漬け物。

⑧唇の色が暗く紫がかっている

脂っこいものや塩辛い食べ物を摂りすぎて、血液がドロドロになり、血液循環が滞《とどこお》りがちなことが原因。

・**摂りたい食品**＝梅干し、または梅干しエキス、みかんなどの柑橘類、トマト、リンゴ、ゴボウ、こんにゃく、しそ、玉ねぎ、ニラ、ねぎ、にんにく、海草類（酢の物にすると効果的）。

・**避けたい食品**＝脂の多い刺身、肉、アルコール類、甘いもの。

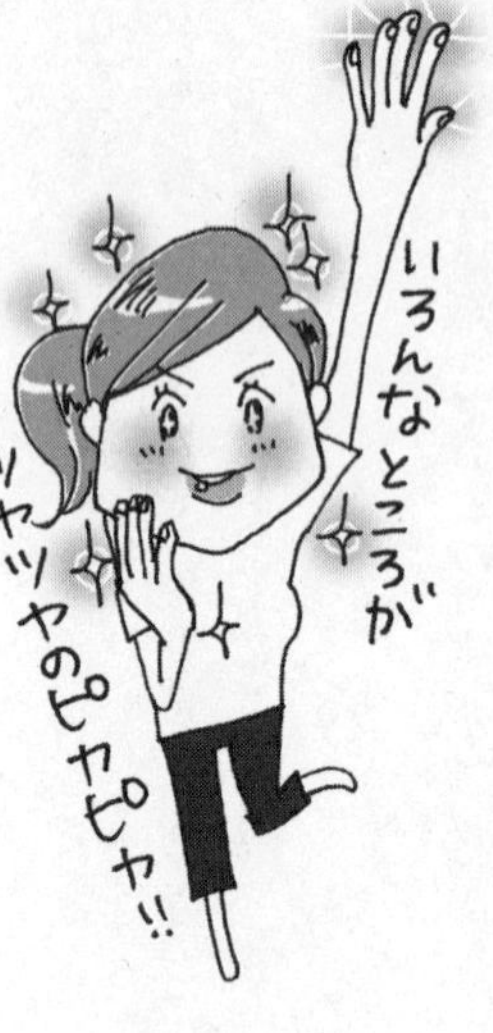

顔に出る「色」で美容トラブルの原因もわかる！

美容トラブルが示す内臓の不調と食べグセ

なぜかいつもニキビなどで肌が赤くなる。クマやアザなど、肌が紫っぽくなってしまう…。そんな美容の悩みは、食べ物が原因となっていることが多いのです。

ここでは、体のどこにどんな色のトラブルが起こりやすいのかをご紹介します。

・赤のトラブル↓アルコールや果汁など糖分を含む飲み物。果物、砂糖、甘味料、スパイスなど陰性の食べ物の摂りすぎ。

手や足先が赤くなりやすい。赤い湿疹《しっしん》や吹き出物、皮膚の赤みなどが出やすい。心臓をはじめとする循環器、肺などの呼吸器の不調。神経が弱っている可能性も。

・黄のトラブル↓肉、魚、卵、バターやチーズなどの固い脂肪、塩分、にんじん、かぼちゃなどのカロテンを多く含む陽性の食べ物の摂りすぎ。

黄色い吹き出物が出やすい。鼻先、額、口のまわり、ひじや膝などの関節部分、てのひらや足の裏などが黄色くなりやすい。脾臓《ひぞう》や肝臓の不調。肝臓と胆嚢《たんのう》の胆汁機能障害、大腸など排出機能の障害の可能性もある。

・紫のトラブル↓果物、ジュース、甘い菓子など。医薬品、薬物、化学薬品を含む極端な陰性食品および飲料の摂りすぎ。

ちょっとぶつけてもすぐにアザができやすい。ぶつけてもいないのに体のあちこちに紫斑《しはん》が出る。目の下に青紫のクマが出やすい。腸や消化器の不調。神経が弱っている。甲状腺やホルモン障害の可能性がある。

・白のトラブル↓大豆などの豆類、乳製品、刺身や脂肪の多い肉類、塩分とミネラルの多い陽性の食べ物の過剰。

色が白い、あるいは白すぎる。白い吹き出物が出やすい。ハタケやタムシなどが出やすく、白く色抜けしてしまう。肝臓、胆嚢、腎臓、特に脾臓およびリンパの病気の可能性がある。

・茶のトラブル↓脂肪たっぷりの動物性食品、油をたくさん使った炒め物や揚げ物の過食。タンパク質と油脂、アルコール、甘い菓子、果物、ジュースを摂ることが多い。

小さな茶色のホクロ、シミ、ソバカスが出やすい。色黒。ひじや膝などの関節部分がカサカサして茶色くなる。食道、胃、腸などの消化器の不調。腎臓、肝臓、大腸にトラブルがある可能性がある。

・黒のトラブル↓砂糖、甘いもの、果物とジュース、アルコール類に含まれる糖分、薬物および化学薬品など、陰性の食品と飲料の過剰と、お肉などタンパク質の過剰。

肌のクスミ、ホクロが多い。目の下に黒いクマが出やすい。歯が黒ずむ。腎臓、大腸、胃の不調。生殖器の病気、またはホルモンの病気の可能性がある。

・緑のトラブル↓タンパク質、油脂、糖分が多いアンバランスな食事、あるいは長期間にわたる化学薬品、薬物、医薬品の摂取。

特に目立った病状のトラブルはないが、手や足などに緑色が出る人は、疲労、頭痛などの不定愁訴に悩みやすい。細胞または組織の崩壊が起きはじめていて、ガンおよび腫瘍ができやすくなっている可能性がある。

紫や緑といった突飛な色のトラブルが出ることはないけれど、薄い茶色から濃いめの茶色まで、とにかくシミ・ソバカスができやすいという人は多いでしょう。砂糖や炭水化物、油脂などを多く摂りすぎると、体は摂りすぎてしまった陰の成分を外へ追い出そうとするため、シミ・ソバカスができやすくなります。

また、これらの陰性の食べ物は陽性な日光に引きつけられるので、陽射しの強い夏は特にシミ・ソバカスが増えていきます。

5章

ヤセるだけでなく、ココロにもいいことがいっぱい起こります

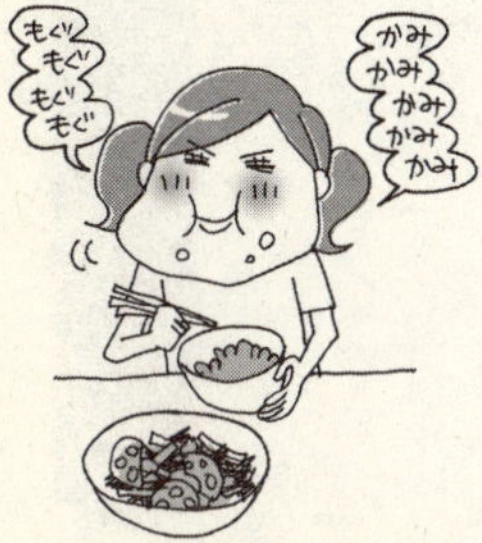

食事を変えると夢が叶う!

食べグセを変えると体も心も変わる

私たちの体は食べ物によって大きく影響されています。そして、体の状態は心の状態にダイレクトにつながっています。

つまり、**食べ物は体だけでなく心もつくっていくということなのです。**

たとえば、甘いお菓子や果物、ジュースなどを頻繁に飲食する習慣がある人は、心に不安や心配が募っていきがちです。

砂糖や果糖は陰性なので、これを摂りすぎると体が冷えてしまい、冷えにとても弱い臓器である腎臓がうまく働かなくなって、心が不安定になってしまうのです。

「ちゃんとカギをかけたかな？　ガスは止めたかな？」と何度も点検しないと気が

済まない、あるいは、ちょっと胃が重たいと感じるだけでも「ガンじゃないだろうか」と、極端に怖がる。

これがさらに進むと、会社の同僚が世間話をして笑っているのを見ただけで、「きっと自分のことを笑っているんだ」と悪くとってしまい、そんな脅迫観念が嵩じて精神の病へと発展していきかねません。

けれど本来なら、人は誰しも、悲観的な考え方をするようには生まれついていないと私は思うのです。

その証拠に、深刻そうな顔をしている赤ちゃんや、暗い顔で悩んでいる小さな子どもなど、一人もいないでしょう。みんな、たいていはニコニコ笑顔で、生きていることがとても楽しそうです。

私たち大人だって、楽しく生きられるようにできているはずです。そうできない大きな原因の一つが、食べるものに偏りがあったり、体に良くないものを食べていることでしょう。

不安や心配、そしておおかたの悩みは、内臓の不調によっても生じるものなので、食習慣を改めて体の不調を直していけば、心の不調も自然とおさまっていきます。

食べるものが変われば体が変わり、心も変わって、その後の運命までもが変わっていくということなんですね。

※体の声を聞きながら、食欲をコントロールしていこう

食べたいものを我慢するのは、誰にとってもつらいことです。

私の場合は、コーヒーを我慢することが特に大変で、時には家族に隠れてこっそり飲んだりすることもありました。

でも、コソコソ隠れて食べたり飲んだりするのは嫌なので、だったらいっそ、無理にやめようとせず、体に害を及ぼさない程度で楽しむようにしよう、と発想を切り替えたワケです。

「コーヒーなら1日2杯までは問題ないみたいだ」

「いや、人によって1日3杯でも大丈夫ということもあるようだ」

「だが、自分の場合は2杯くらいで抑えておいたほうが無難かな」

…というように、自分にとっての適量というか、摂ってもいい限度を見分けるこ

とが大事だと思います。

それには、体の声をちゃんと聞いてあげることが何よりも大切。

体の声を聞くというのは、たとえばコーヒーを飲んだあとで、しょっちゅうトイレに行きたくなったりしないか、顔や足がむくんだりしないか、飲んだ直後は気分がいいけれど、しばらくするとなぜか気分がふさぎこんだりしないか、という微妙な変化に意識を向けるということです。

砂糖を摂ると体がむくみやすい、憂うつな気分にもなりやすい、ということを頭の隅に置いておけば、ささいな変化にも気づきやすくなるでしょう。

みんなもっと幸せになろうよ、それにはまず食事から

人はみな、お父さんとお母さんの愛の結びつきから命を得て誕生しています。愛にはじまり、祝福されながら生まれてきたのですから、生きていることを精一杯に楽しんで幸せになっていかなきゃ損だ、と私は思っています。

ダイエットをして体を引き締めたいというのだって、もっと自分を幸せにするた

めのものですよね。

ダイエットに成功して自分に自信が持てるようになれば、恋愛や仕事にももっと前向きになれる、今までできないと思っていたこともできるようになっていく、夢が実現していくというのは本当です。

だから絶対に、ダイエットで失敗してはいけないのです。

体に負担となるような間違った方法でダイエットをすると、リバウンドそのほかで体も精神状態もガタガタになってしまう危険があるでしょう。

そうなってしまわないよう、そして本当に夢を叶えられる体になっていくために、正しいダイエット方法を選んでください。

「あなたはどんな自分になりたいですか。そうなっていくためにはこういう食べ方がいいですよ」というのが、「食べグセ」ダイエットの方法です。

まずは、良くない「食べグセ」を、良い「食べグセ」に切り替えて、不必要に不安になったり憂うつになったり、怒ったりということのない、健康的な心の状態をつくっていきましょう。

心がいつも快調であってこそ、自分が本当にやりたいことが見つかります。

そして、やりたいことをやりたいようにやって、夢を実現しやすくなります。

今よりももっときれいになり、その美しさと若々しさを保つアンチエイジングの効果も期待できます。

夢を叶えられる体になっていくために、食べたいものを少し我慢するということもとても効果的です。自分に適度なストレスを与え、そのストレスをクリアしていくごとに、私たちは成長していけるからです。

だからといって、お肉は絶対に食べてはいけないとか、お魚もダメ、砂糖もダメということではありません。

甘いものが好きな人なら、たまに食べることをおすすめします。毎日ケーキを食べるよりも、しばらくお休みをして、間隔をあけたほうが、大好物のおいしいものを心から楽しむことができるからです。

ただ、食べるのであれば、陰陽バランスがとれるように陽性の食べ物も摂ったほうがいいですよ、苦味のある野菜や魚の内臓なんかも少々食べるようにするといいですよ、ということを知ってください。

そういうちょっとした知識があれば、無理なくダイエットを続けることができ、必ずいい結果を出していけます。

❋食を変えることで人生は好転する

玄米中心の穀物菜食に切り替えて生理痛が治った、やりたい仕事も続けられるようになった！　と喜んでいる女性の例を紹介しましょう。

あるとき、私の主宰する「ゴーシュ研究所」に、21歳の若い女性が相談に訪れました。

その女性は動物が好きで、なかでも特に豚が大好きということから、養豚所で働くことを選んだのだそうです。けれど毎月の生理痛がひどくて、そのためにたびたび仕事を休まなければならず、せっかく気に入っていた仕事も長く続けられなかった、とのこと。

「養豚所ではコンクリートの床から冷えが上がってきて、冬場は特に生理痛もひどかった。そんな状態では、体を使って働くことなどとてもできません」

と残念がっていました。

結局、好きな仕事をやめてしばらく体を休めたあと、ほかの会社で働くことにしたとのことですが、「今度はしっかり働きたいので、なんとしても生理痛だけは治しておきたい」と、私のところへやってきたのです。

こういう場合、私は、半断食という方法をすすめています。

半断食とは、1日約1合の玄米を食べ、そのほかのものは口にしない、飲み物は1日600ミリリットルの水とするという断食法で、とにかくごはんだけはしっかりと食べるので「半断食」といいます。

この半断食を、1週間から10日間続けるわけですが、私のところではちょっとアレンジを加えて、1日1合の玄米のほかに、その人の体や心が抱えているトラブルに応じて、かぶ・大根・かぼちゃ・ゆずなどを使った汁ものをつけることもあります。

たとえば、肉や卵の食べすぎで陽性の病状が出ている人には、大根おろし、ネギ、ゆずなどを使った汁物が加わるわけです。

また、体が冷えている人には、三年番茶や玄米コーヒーを飲んでもらったり、肝臓が弱っているときは、よもぎ茶、たんぽぽ茶などを飲んでもらいます。

そんなふうに、人それぞれの体調に合わせて微妙な調整をはかりますし、希望者には可能な限り泊まり込みで半断食を行ってもらい、毎日必ず適度な運動を行うことを課しますので、自宅で自己流の断食をするよりもずっと安全で良い効果が得られるようです。

さて、この女性の場合。

彼女は私のところから会社に通いながら、1週間の半断食を行ないました。

朝は出勤時間に間に合わせるため、通常より早めの午前6時起床です。そして第一にすることは、約5キロの道を40分で歩くウォーキング、そのあとで呼吸法と瞑想、足湯、光線療法、しょうが湿布、足心道《そくしんどう》（足を揉《も》んで血行を良くし、全身の機能を活発にさせる健康法）アロマテラピーなどの手当を、約30分間行っていきました。

四日目の朝、いつものようにウォーキングを終えた彼女が、「不思議、不思議」とつぶやいているので、「何が不思議なの？」と聞いてみると、

「今日から生理がはじまったんですけど、ちっとも痛くないんですよ」

とうれしそうな声。早くも効果が現れだしていたのです。

「あんなにひどかった痛みがまったくなくなっているなんて、信じられない！　で

も、こうやって玄米を食べて、甘いものや卵を食べなければ、体はぐんぐん良くなっていくんですね。体って、こんなにも素直に反応するんだ！」

　そう聞いて私もうれしくなり、

「そうだよ。だって、人間の体はもともと病気しないように設計されているんだから、自分の体に合った食べ方をすれば、より健康になっていくのは当たり前のことなんだよ。よかったね！」

　と喜んでいました。

　こうして彼女は無事1週間の半断食を終え、生理痛の悩みから解放されました。そして数ヵ月後には、仕事に復帰することもできたそうです。

　そのことを知らせに来てくれたとき、彼女はこう言っていました。

「たったこれだけの食事で大丈夫？　あれも必要、これも必要と思っていたけれど、そうではなかったんですね。食べないのにラク、食べないほうがラクなんだ、ということがよくわかりました」

　この彼女は、たった1週間の半断食で体をつくりかえたわけです。こんなふうに短期間に集中して半断食を行うと、とても高い効果が得られます。そして、その後も引き続き年に2～3回は1週間の半断食を行うようにすることで、効果のほどをつねに保っていくことができます。あるいは、月に1度は週末を利用して半断食をしてみるという方法でもいいのです。

すっきりと引き締まったボディラインを維持するためにも、夢を叶えるパワーをさらに底上げしていくためにも、自分の食は自分でしっかりとコントロールしていきましょう。

幸運な出来事がどんどん引き寄せられます

この本の冒頭でも述べたように、自分に合った食べ方をして心と体にプラスのエネルギーを満タンにしておけば、いつも美しく健康的に輝いていて、幸運な出来事を引き寄せることだってできてしまいます。

私の仕事仲間であり、『美人のレシピ』という本で料理のレシピを担当してくれた女性も、そのことを見事に証明している一人です。

彼女の場合は料理のプロということもあり、3食とも自分の手でつくったものを食べ続けています。仕事をしながら毎食手作りするのは大変でしょうが、そうやって時間と手間をかけただけの見返りは十分すぎるほどあったようです。

彼女がいつも言っていたのは、「体にも心にもいい食事を、一人でも多くの人に伝えたい」ということでしたが、その願いが実を結び、日本だけでなくアメリカやそのほかの国々でも講演会やセミナーに招かれるという展開になっていったのです。

彼女自身は、どうすれば願いを叶えられるのか、その方法をあれこれ考えたり、がむしゃらにがんばっていたというわけではないそうです。

それでも、なぜかいつも不思議と絶妙なタイミングで、「こういう仕事の話があるのですが、やってみませんか」と持ちかけられるなど、願ってもないようなチャンスに恵まれました。

その流れに乗って前向きに仕事をしていくことで、気がついたら夢が叶っていた、そうしたらまた次の新しい夢が芽生えてきて、その夢も着実に実現の軌道に乗っている、という好循環です。

「いい人生は、いい食べ物からつくられる。だから私、どんなに忙しくても毎日必ず自分の手で大切に料理をつくり、感謝しながら食べていくわ」

きっと、そんな思いでいることでしょう。

あなたもぜひ、自分の手で料理をすることの楽しさと素晴らしさを毎日の生活に取り入れていってください。

朝昼晩と毎回食事の支度をするのは面倒かもしれません。そんなときは、3食のうち少なくとも1食でも自分の手でつくるようにすることからはじめてみてはどうでしょう。

自分が食べるものを、いつも他人の手に委《ゆだ》ねてばかりいるのは、人生を他人任せにしているのと同じこと。自分の人生を自分らしく生きるためにも、料理はとても大切だと思うのです。

仕事が忙しくて外食が多くなりがちな人も、たとえば玄米おにぎりを自分でつくって持っていけば、いつどこにいても、自分の心と体をハッピーにする食事を摂ることができます。

おにぎりを取り出してのりを巻くだけ、と手軽にすばやく用意して食べることができるけれど、実はこれこそ本当の意味でのスローフードなのです。

体、心、そして人生は、まず食から変わっていきます。
いい食を通して、いい人生をつくっていきましょう。

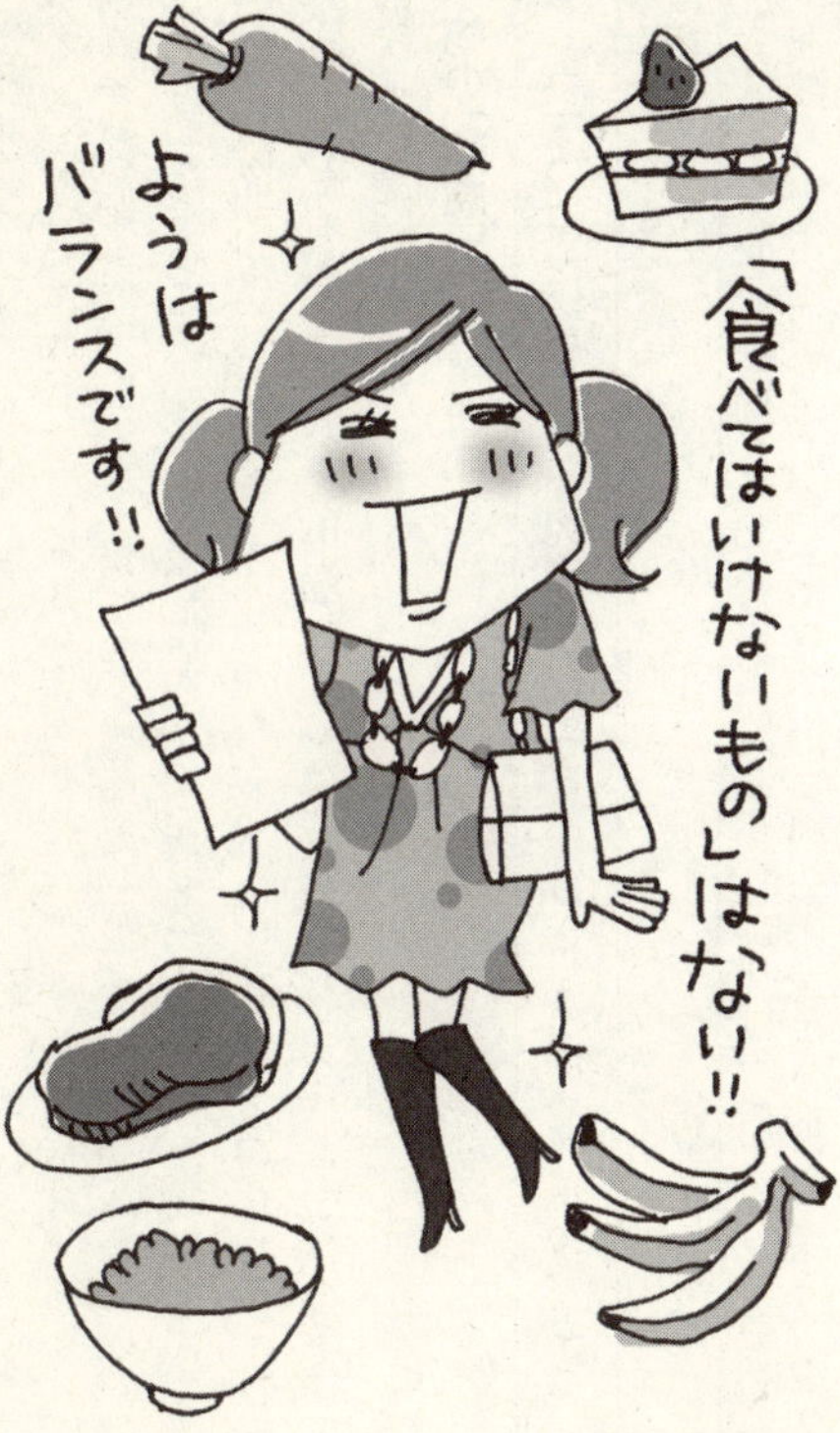
「食べてはいけないもの」はない!!
ようはバランスです!!

付録 食べ物の「陰陽」と「旬」がひと目でわかる一覧表

陰陽バランスをとることが大切なのはわかったけど、どの食べ物にどんな性質があるのか、旬の時期がいつなのかよくわからない…。そんな方のために、ひと目で食べ物の陰陽がわかる一覧表をご用意しました。健康的でスリムな体を手に入れるのに、お役に立てれば幸いです。

●食べ物の「陰陽」一覧

穀物	陰性	トウモロコシ、ライ麦、大麦、カラス麦、ひきわり小麦、小麦、キビ
	陽性	玄米、そば
野菜	強い陰性	ナス、トマト、サツマイモ、じゃがいも、しいたけ、ピーマン、豆類（小豆を除く）、キュウリ、アスパラガス、ほうれん草、アーティチョーク、タケノコ、キノコ（マッシュルーム）
	弱い陰性	グリーンピース、セロリ、レンズ豆、紫キャベツ、テンサイ、白キャベツ、たんぽぽの葉と茎、にんにく、パセリ

乳製品				肉　類			魚介類		野　菜	
強い陽性	弱い陽性	弱い陰性	強い陰性	強い陽性	弱い陽性	陰性	陽性	陰性	強い陽性	弱い陽性
ヤギ乳	ロックフォールチーズ、イーダムチーズ（オランダ）	カマンベールチーズ、グリュイエールチーズ、クリームチーズ、バター	牛乳、ヨーグルト、サワークリーム、スイートクリーム	キジ、卵	ハト、アヒル、七面鳥	カタツムリ、カエル、豚、牛、馬、ウサギ、ニワトリ	鮭、小エビ、ニシン、イワシ、鯛、キャビア、ウナギ、鱒、カレイ	カキ、ハマグリ、タコ、ムール貝、ロブスター	ジネンジョ（山芋）	レタス、ケール、ラディッシュ、玉ねぎ、かぼちゃ、にんじん、ゴボウ、クレソン、たんぽぽの根

分類	性質	食品
果実	強い陰性	パイナップル、パパイヤ、マンゴー、グレープフルーツ、オレンジ、バナナ、いちじく、洋梨
	弱い陰性	桃、ライム、メロン、アーモンド、ピーナッツ、カシューナッツ、ヘーゼルナッツ
	弱い陽性	オリーブ、いちご、栗、さくらんぼ
	強い陽性	リンゴ
その他	強い陰性	ハチミツ、糖みつ、マーガリン
	弱い陰性	ヤシ油、ピーナッツ油、コーン油、オリーブ油、ヒマワリ油、ベニバナ油
	陽性	ゴマ油、コーザ油、エゴマ油
飲み物	強い陰性	人工甘味料入り飲料、茶（着色料したものを含む）、コーヒー、フルーツジュース、砂糖入り飲料、シャンパン、ワイン、ビール
	弱い陰性	ミネラルウォーター、炭酸水、ミントティー
	弱い陽性	ヨモギ茶、番茶
	強い陽性	朝鮮人参茶

※陰陽五行と季節の関係

私たちを取り巻く環境は、５つの状態に大別することができます。

春（木の気）→夏（火の気）→土用（土の気）→秋（金属の気）→冬（水の気）→春（木の気）という具合に、季節の環境は循環しています。

夏と秋の中間にある土用というのは、陽が極まって陰に移るターニングポイントです。

昔から、土用の日は暑気払いにウナギを食べると夏バテしないとされてきました。陽性に傾いた体に陰性の食べ物であるウナギを摂り込むことは、理にかなった食養生なのです。

土用を中心として一年をとらえると、季節の陰陽がよくわかります。

春から夏にかけての陽が強い時期には体に陽のエネルギーがたまりやすく、秋から冬にかけての陰が強い時期には体も陰に傾きやすいので、それぞれ反対の性質を持つ食べ物を摂って陰陽バランスを整えましょう。

●旬の野菜を食べよう

春

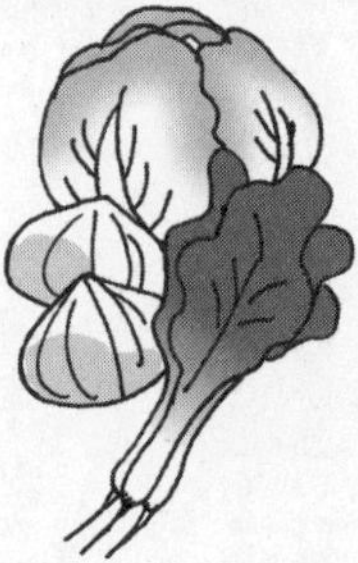

ほうれん草などの葉物が旬です。**春キャベツ**、**新玉ねぎ**なども春の野菜とされることが多く、産地の気候によっても異なりますが、春キャベツも新玉ねぎも本当は秋に旬を迎える野菜で、まず南の温かい地方で収穫されて、次第に北上してきます。

夏

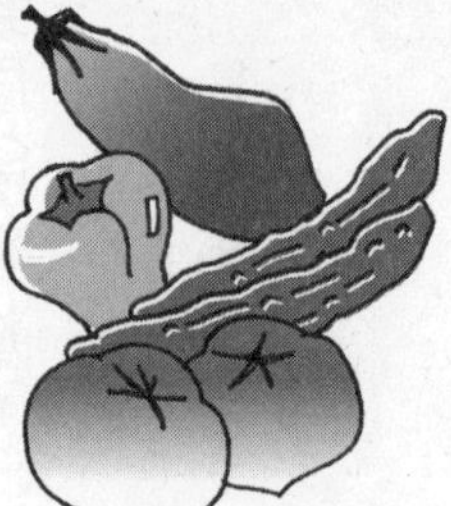

トマト、**ピーマン**、**キュウリ**、**ナス**、**とうもろこし**、**ゴーヤ**、**レタス**、**みょうが**などが旬。

夏は体に陽をためこみやすいので、夏の野菜から陰性エネルギーを適度に摂り入れるとよいでしょう。

ただし、食べすぎると体が冷えてしまうので、自分の体質や体調に合わせて加減すること。

ナスは出盛りの時期が長く続きますが、秋ナスは特に体の中心部を冷やすので、夏の盛りを過ぎたナスは食べないほうがいいとされています。

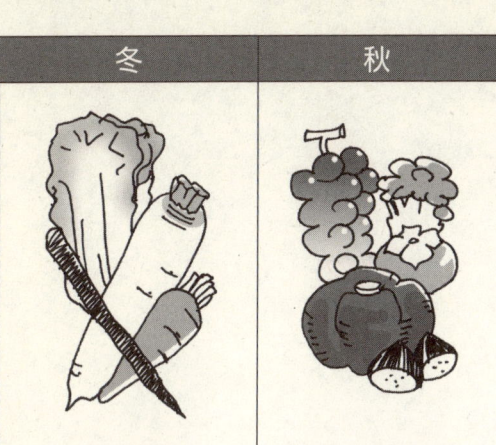

秋

日本かぼちゃ（色の薄い種類）は夏に収穫され、秋には**西洋かぼちゃ**（色が濃く、形がデコボコしている種類）が旬となります。**玉ねぎ**、**じゃがいも**、**さといも**、**かぶ**も秋の野菜です。

栗、**柿**、**ぶどう**などの果物、**キノコ類**など、味覚の秋には豊富な種類の食材が色とりどりに揃います。

冬

大根、**にんじん**、**ゴボウ**などの根菜類、**ネギ**、**ニラ**が、旬を迎えます。よく煮込んで食べると体が温まります。

冬の葉物といえば、**白菜**、**小松菜**などがよく知られています。

※野菜の生産時期は地域によって異なることがあります。

青春文庫

週《しゅう》3日《か》だけ!の
ヤセる「食《た》べグセ」ダイエット

1ヵ月で10キロ～15キロ減も夢じゃない!

2008年10月20日　第1刷
2011年1月1日　第2刷

著　者　山《やま》村《むら》慎《しん》一《いち》郎《ろう》
発行者　小澤源太郎
責任編集　株式会社プライム涌光
発行所　株式会社青春出版社

〒162-0056　東京都新宿区若松町12-1
電話 03-3203-2850（編集部）
　　 03-3207-1916（営業部）
振替番号　00190-7-98602

印刷／共同印刷
製本／フォーネット社
ISBN 978-4-413-09416-0